JN125377

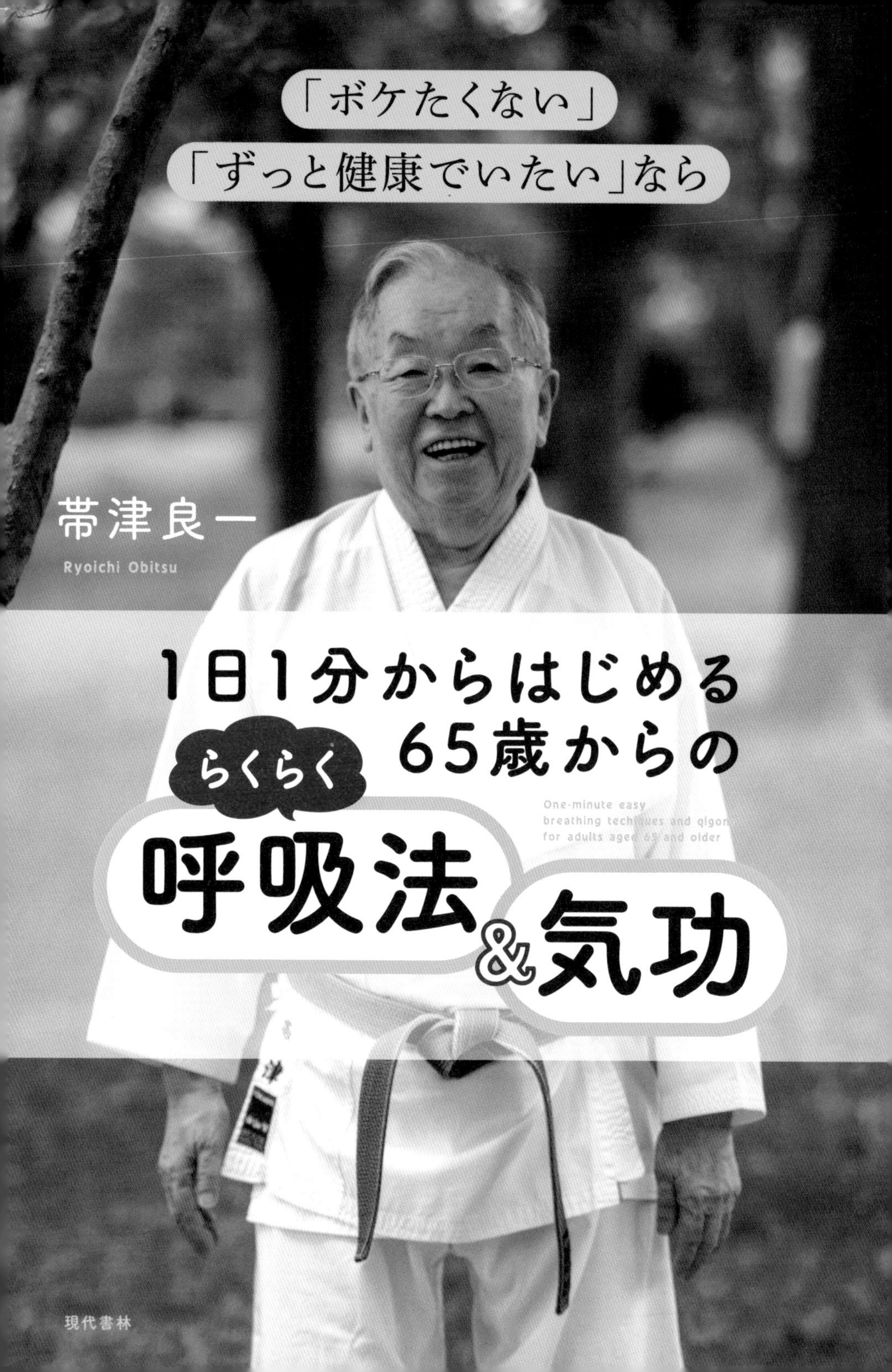

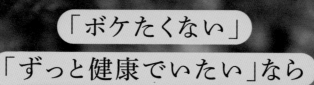

「ボケたくない」
「ずっと健康でいたい」なら

帯津良一
Ryoichi Obitsu

1日1分からはじめる 65歳からの らくらく 呼吸法&気功

One-minute easy
breathing techniques and qigong
for adults aged 65 and older

現代書林

はじめに

87歳、まだまだ現役。週5日診察して、毎日晩酌

――毎日の「呼吸法」と「気功」が私の元気の源

私は今年、87歳になりましたが、おかげさまで気力・体力ともに衰え知らずで、現役医師として、日々大変忙しく過ごしています。

まず平日は病院での仕事があります。月、火、金曜日は川越の病院（帯津三敬病院）での外来や回診、合間に気功や太極拳の教室での指導があります。

水、木曜日は池袋のクリニックでの診察。ここでも気功の教室を開催しています。

土日は講演のために地方に出かけることがほとんどです。コロナ禍でいったんは講演がパタッとなくなったのですが、最近はまた復活してきて、月に4～5回、土日のどちらかは出張になってしまいます。

こうした活動とは別に、雑誌の連載や書籍の原稿があります。雑誌は月刊誌、季刊誌が2本ずつ（少し前まで、週刊誌の連載もありました）。書籍もありがたいことに、常に出版社からお声がけをいただいて、毎年新刊が出ています。ですから年中締め切りに追われている感じです。

原稿は早朝か、週末の講演のない日にまとめて書きます。週末はだいたい日曜日を1日当てることが多いです。診察日ではないですが、病院に出勤して自分の部屋で執筆に励みます。

要するに1週間、ほぼ休みなし。帯津三敬病院を開院して40年来、ずっとこのスタイルです。

起床は3時半、5時に病院に出勤したら、院内の道場でひとりで太極拳をやります。その後は1日、息つく間もなく仕事で飛び回り、夕方6時になったら晩酌の時間です。これも長年のルーティーンです。

高血圧や痛風の薬は飲んでいますが、この年まで大病をしたことはなく、足腰ともにいたって元気です。

何歳まで生きられるか、寿命は誰にもわかりませんが、理想は生涯現役を貫いて日銭を稼ぎ、晩酌を楽しむことです。

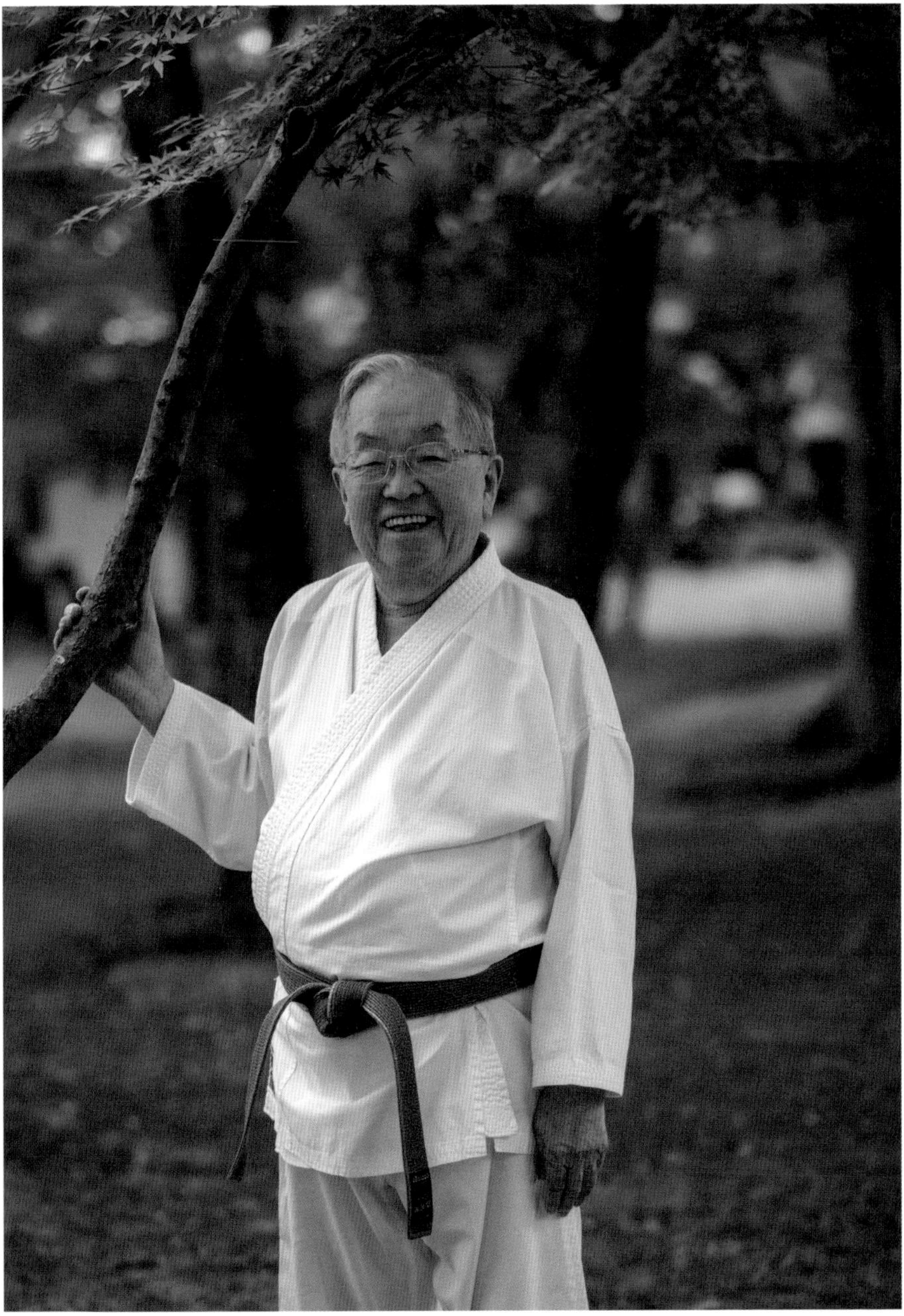

何歳になっても自分の足で歩けて、夜になったらフラリとなじみの居酒屋ののれんをくぐり、酒を飲む。最期の日が来るまで、それをやっていたいのです。

私はことさら長生きをしたいとは思っていないし、人間はほどよいところでポックリいくのがいいと以前は考えていました。しかし今は、この年までできたのなら、いけるところまでいってみようという気持ちになっています。

そして、そのために実践しているのが、本書で紹介する呼吸法と気功です。帯津式の呼吸法と気功は、誰でも、どんな年齢の方でもラクラクできる養生法です。さらに本書では「食養生」と「心の養生」もあわせてお伝えします。

呼吸法で自然治癒力を高め、気功で気と足腰を鍛えて、食養生で楽しく食べて飲み、心の養生でいのちを輝かせる。これが私の元気の源です。

高齢になって、食べること（食養生）に気を使っている方はたくさんいますが、「体を動かす」というと、とたんに消極的になってしまう人が少なくありません。

ですが、体を適度に動かすことは、高齢期に健康でいたいと思ったら大切なことです。足腰が弱って寝たきりになるのは、やはりつらいことだと思うのです。そのためにも日ごろからの運動で、筋力をつけることが欠かせません。

とはいえ、本格的な運動となると二の足を踏んでしまう人も多いでしょう。「今まで運動らしい運動をやったことがない」「体を動かすのがおっくう」という人もいると思います。

そこで私がおすすめするのが「呼吸法」と「気功」なのです。

「気功」というと、「難しいのでは？」と思う人もいるかもしれませんが、帯津式気功はラクラクとできるものばかり。「今までまったく運動をしてこなかった」「運動が苦手」「体を動かすのが面倒」という方でも大丈夫です。

87歳の私が毎日行っているのです。本当に誰でもできます。時間も1日1分からでいいのです。大事なことは続けることです。

ゆるく楽しく、ときめきを忘れずに、私と一緒に「生涯現役」を保てる、元気な体をつくり上げていきましょう。

帯津良一

目次

第2章 毎日の元気を保つ「超かんたん気功」

第3章 帯津流「ゆる養生」のススメ

第4章

お肉を食べて、昆布だしを飲む帯津流「ゆる食養生」

第5章

「ときめき」こそが生涯現役のパワーの源

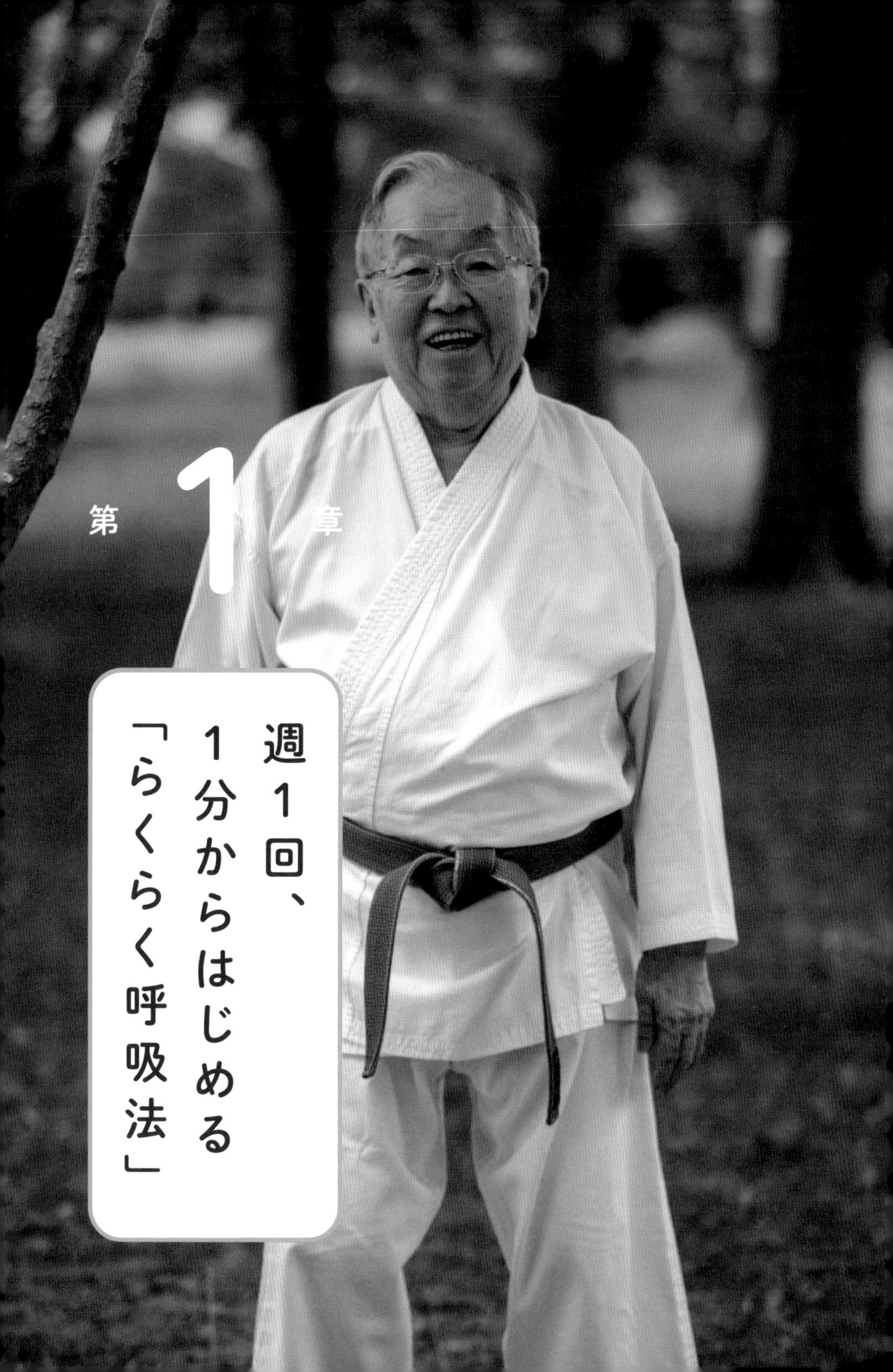

第1章

週1回、1分からはじめる「らくらく呼吸法」

さまざまな不調につながる自律神経

呼吸法は私の養生法の根幹であり、私が実践するがんの治療戦略において、中心的役割を果たしてくれるものです。では、なぜ呼吸が養生になるのでしょうか。

近年、自律神経のバランスを崩す人が増えています。自律神経には、活動的な昼間などに働く「交感神経」と、夜、リラックスしているときに働く「副交感神経」があります。

交感神経が優位のときは、心拍数が上がり、血圧も上昇し、呼吸は浅く、短いものになります。一方、副交感神経が優位のときは、心拍数・血圧は下がり、呼吸はゆっくり、長くなります。

現代人はストレスや過労などから交感神経ばかりが優位になってしまい、副交感神経が働かないのです。

「自律神経失調症」という病名もありますが、自律神経の乱れはさまざまな不調につながります。不眠、偏頭痛、動悸・息切れ、便秘、倦怠感、肩こりなど。また、イライラや集中力の低下、やる気が起きないといった精神的症状も現れます。

自律神経は私たちの意志の力で動かすことはできません。

しかし私たちが自律神経をコントロールできる唯一の手段があります。

それこそが「呼吸」なのです。

呼吸法で自律神経を整える

呼吸のおもしろいところは、無意識に行うこともできるが、意識して行うこともできるという点です。たとえば「長い呼吸をしてください」「短い呼吸をしてください」と言われれば、自分の意志で長くしたり短くしたりできますよね。

この呼吸を意識的に行うことで、自律神経のバランスを整えることができるのです。その際、吸う息よりも吐く息が重要です。しっかり吐くことで、副交感神経が優位になり、自律神経が整っていくのです。

私は無意識に行っているものを「呼吸」、意識して自発的に行うものを「呼吸法」と分けています。

私たちは、1日に約2万回の呼吸をしています。この呼吸の質を高めることが健康のもととなるわけです。そして意識的に行う呼吸法によって、無意識に行われている呼吸にもよい影響を与えることができるのです。

呼吸法が「いのちのエネルギー」を高めてくれる

呼吸法には、自律神経のバランスを整える以外にも、たくさんのメリットがあります。

まず、呼吸法を行うことで**新鮮な酸素を十分に取り込む**ことができます。すると全身の血流がよくなり、細胞から元気になります。

さらに呼吸法でお腹を膨らませたり、引っ込ませたりすることで、内臓のマッサージにもなります。呼吸法を行うと体がポカポカしてくるのはその証拠です。

呼吸法の効果はこればかりではありません。実は私が呼吸法において、最も重視していることがあります。

それは呼吸法が**「いのちのエネルギーを高める」**ということです。

詳しくは後に述べますが、**丹田（おへそから10センチほど下にあるポイント）を意識**

して呼吸することで、気を取り込むことができ、いのちのエネルギーがどんどん高まっていくのです。

いのちのエネルギーが下がったとき、私たちの心身には異常が発生しますが、それを回復する力が「自然治癒力」と呼ばれるものです。つまり、呼吸は自然治癒力や免疫力を高めるためのベースともいえるものです。

吐くことでエントロピーを排出する

熱力学に「エントロピー」という用語があります。ごくかんたんにいえば「無秩序」の度合いを示す言葉です。エントロピーが増えると秩序が乱れ、秩序を取り戻せばエントロピーは減少します。

私たちの体の中にも、一定の「秩序を守ろうとする力」が備わっています。逆にその「秩序を乱そうとする力」も働いています。

つまり、私たちの体内でエントロピーが増大すれば秩序が乱れて、健康を害することにつながります。

逆にいえば、エントロピーを体外に捨てることで、私たちはいのちのエネルギーを維持することができるわけです。

エントロピーを捨てる方法としては、大小便などの排泄、汗などがありますが、呼吸もそのひとつです。

呼吸は、意識的に行うことができます。意識的にエントロピーを排出し、いのちのエネルギー、自然治癒力・免疫力を高めることができるのが、呼吸法なのです。

この自然治癒力、免疫力を高めるということは、西洋医学のできないことであり、不得意なことでもあります。しかし呼吸法には、その西洋医学の苦手な部分を補完する力があるのです。私は呼吸法は「治し」はなく「癒し」だと思っています。

高齢者こそ呼吸法を！

マスク生活という危機

新型コロナウイルス感染症の世界的蔓延で、私たちは数年間、マスク生活を強いられました。

予防の意味では仕方がないところもあるのですが、マスクをするとどうしても呼吸が浅くなってしまいます。**呼吸が浅くなればなるほど、免疫力が低下し、結果として新型コロナにもかかりやすくなる**という矛盾が生まれるのです。

私は大のマスク嫌いで、コロナ禍でもマスクはどうしても必要なときしかしませんでした。マスクをはずしたときの爽快感は、体がいかにまともな呼吸を欲していたかを示していると思います。

高齢者の悩みを解決する呼吸法

高齢になると心肺機能が衰え、呼吸が浅くなりがちです。そうすると、ちょっとの動作で息切れが起こったり、疲れが出たりします。

ですから、高齢者こそ呼吸法を実践していただきたいのです。

まず、深くて長い呼吸をすることで**心肺機能を向上させる**ことができます。酸素を多く取り入れることができるので、**疲れにくく、元気になります。**

また、高齢者の悩みで多いのが「睡眠」です。

寝つきが悪い、眠りが浅く、すぐ起きてしまうといった話は、高齢の患者さんからよく聞きます。

呼吸法を行うことで心と体の緊張がほぐれ、リラックスしますから、寝つきがよくなり、睡眠の質も向上していきます。

寝る前に行える呼吸法も紹介していますので、ぜひ試してみてください。

私が呼吸法をはじめた理由

私が呼吸法に興味を持ったのは、大学を卒業して外科医となり、都立駒込病院に勤務していたときのことです。

東京大学の第三外科に入局してまもなくのころ、私は「八光流柔術」という武術に励んでいたのですが、これが奥が深く、なかなか極めることができずに往生していました。

しかしあるとき、私に足りないのは「呼吸」であるということに気づいたのです。

そこで門をたたいたのが、調和道丹田呼吸法を教える「調和道協会」（現・NPO法人 丹田呼吸法普及会）でした。

調和道丹田呼吸法とは、古来の呼吸法である「調息法」を体系化したもので、丹田を意識してしっかり吐くことで、自然治癒力を高めていく呼吸法です。本書で紹介している呼吸法も、この調和道丹田呼吸法がベースとなっています。

私が入門した当時の会長は、医師・歯科医師でもある村木弘昌先生でした。先ほど述べた、呼吸法が内臓のマッサージになる、自律神経のバランスの調整を果たすなどは、村木先生の教えによるものです。

古い伝統としての呼吸法に、現代医学の光を当てた村木先生の功績は大変なものがあったと思います。

以来、私は調和道丹田呼吸法を長年にわたって続けています。**呼吸法を行っていると、自分がまさに生きていることを実感することができます。**

呼吸は誰もが無意識に行っているものです。その呼吸を意識して行うだけで健康が手に入るのですから、これはもうやらないともったいない。ぜひ、お試しください。

さあ、呼吸法をはじめよう
呼吸法の基本をマスターする

帯津式呼吸法　5つのポイント

1 ゆっくり、長く吐く

「呼主吸従」といって、吐く息に気持ちを込めることが重要です。ゆっくり、長く吐く。しっかり吐き切ってしまえば、吸うほうは意識せずとも自然と入ってきます。吐くことで心も体もリラックスできます。

2 鼻呼吸で行う

空中にはホコリや雑菌も含まれていますが、鼻の粘膜はこれらのフィルターとなってくれます。また、鼻で吸着できなかった雑菌やホコリは、気管や気管支の粘膜でとらえて、くしゃみや咳で外に出します。

ところが、口にはこのようなフィルター機能がありません。

ですから口から空気を吸いこんでしまうと、空中のホコリや雑菌がそのまま体内に取り込まれることになってしまうのです。

口呼吸ではなく、鼻呼吸で行いましょう。

3

腹式呼吸・逆腹式呼吸

吸うときにお腹を膨らませ、吐くときにお腹を凹ませるのが「腹式呼吸」、逆に吸うときはお腹を凹ませ、吐くときにお腹を膨らませるのが「逆腹式呼吸」です。

逆腹式呼吸は内臓のマッサージ効果がより高く、血流がよくなるため、どちらかといえば逆腹式呼吸が望ましいのですが、慣れないうちは腹式呼吸でも構いません。

特に指示のない限り、どちらでもやりやすいほうで行ってください。

どちらも肩を上下に動かさないようにして、横隔膜と腹筋をしっかり動かすのがポイントです。

4 「丹田」を意識して行う

呼吸法を行うときには「丹田」を意識して行いましょう。
丹田とは、おへそから約10センチほど下にあるポイントです。
中国では丹田は「生命の源が宿る場所」とされています。
生命の源を意識して呼吸することで、いのちのエネルギーはさらに高まっていきます。

5 好きなときに、好きなだけ行えばOK

呼吸法をどれだけやるかは自由です。
1日に何回とか何分しなければいけないということはありません。
好きなときに、好きなだけ行ってください。
少しずつでも、毎日続けることが大事です。

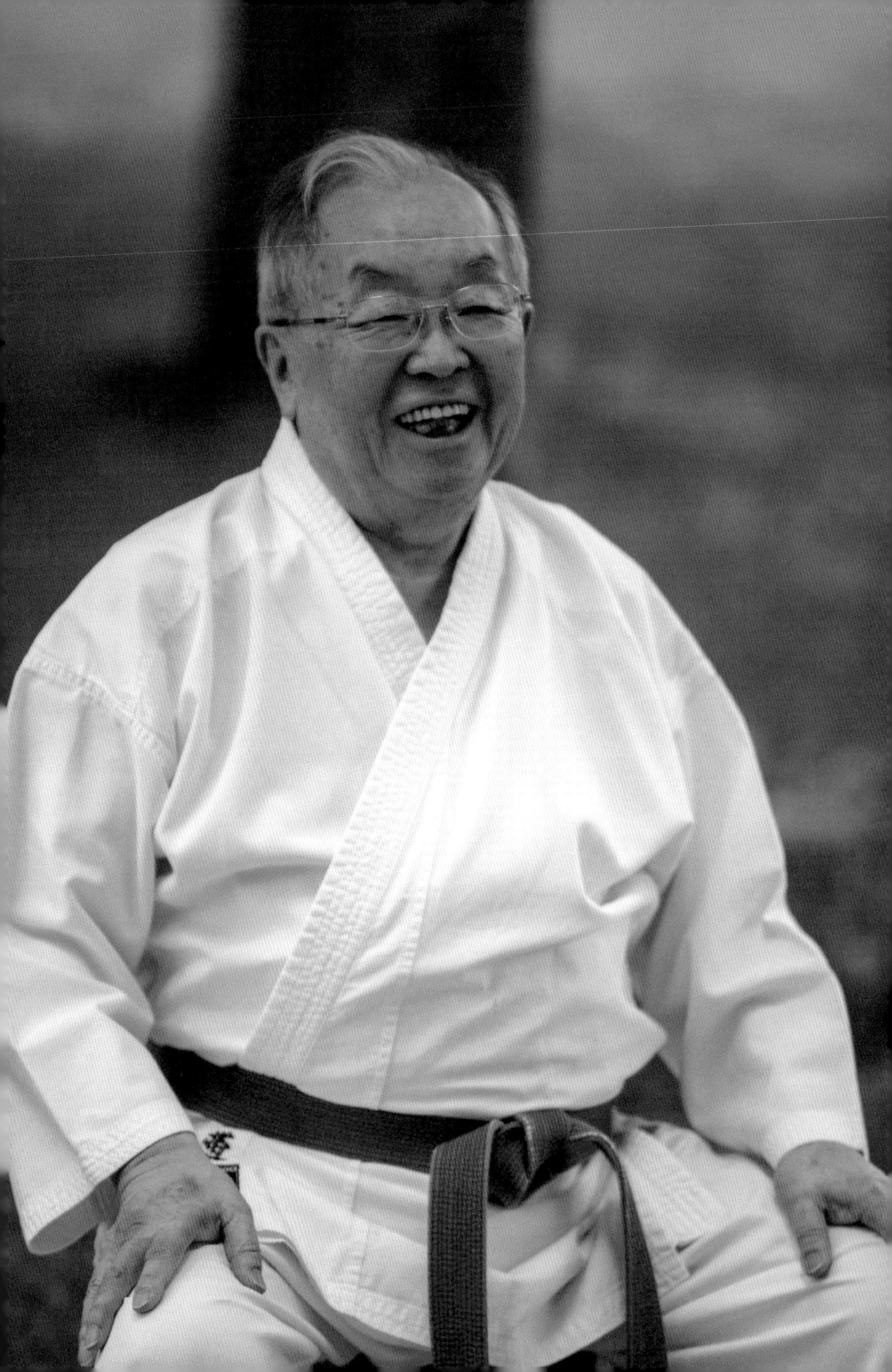

呼吸法
1

椅子に座ったまま行う

いつでも、どこでも、すぐできる

基本のかんたん呼吸法

椅子に座ってできる呼吸法です。いつでも、どこでもできるのが最大の利点です。テレビを見ながら、読書をしながらでもできます。

さほど大きな動きがないので、人前でも行うことも可能です。家事や仕事をしていてちょっと疲れたとき、あるいは病院の待ち時間などに行ってもいいでしょう。

「こんなにかんたんでいいの？」と思われるかもしれませんが、いいのです。

この呼吸法を行うだけで、全身のコリや緊張がゆるみ、不安やストレスが解消されて気持ちも落ち着いていきます。

日常の中でチャンスがあったら意識的に行うようにして、この呼吸法を習慣にしていただきたいと思います。

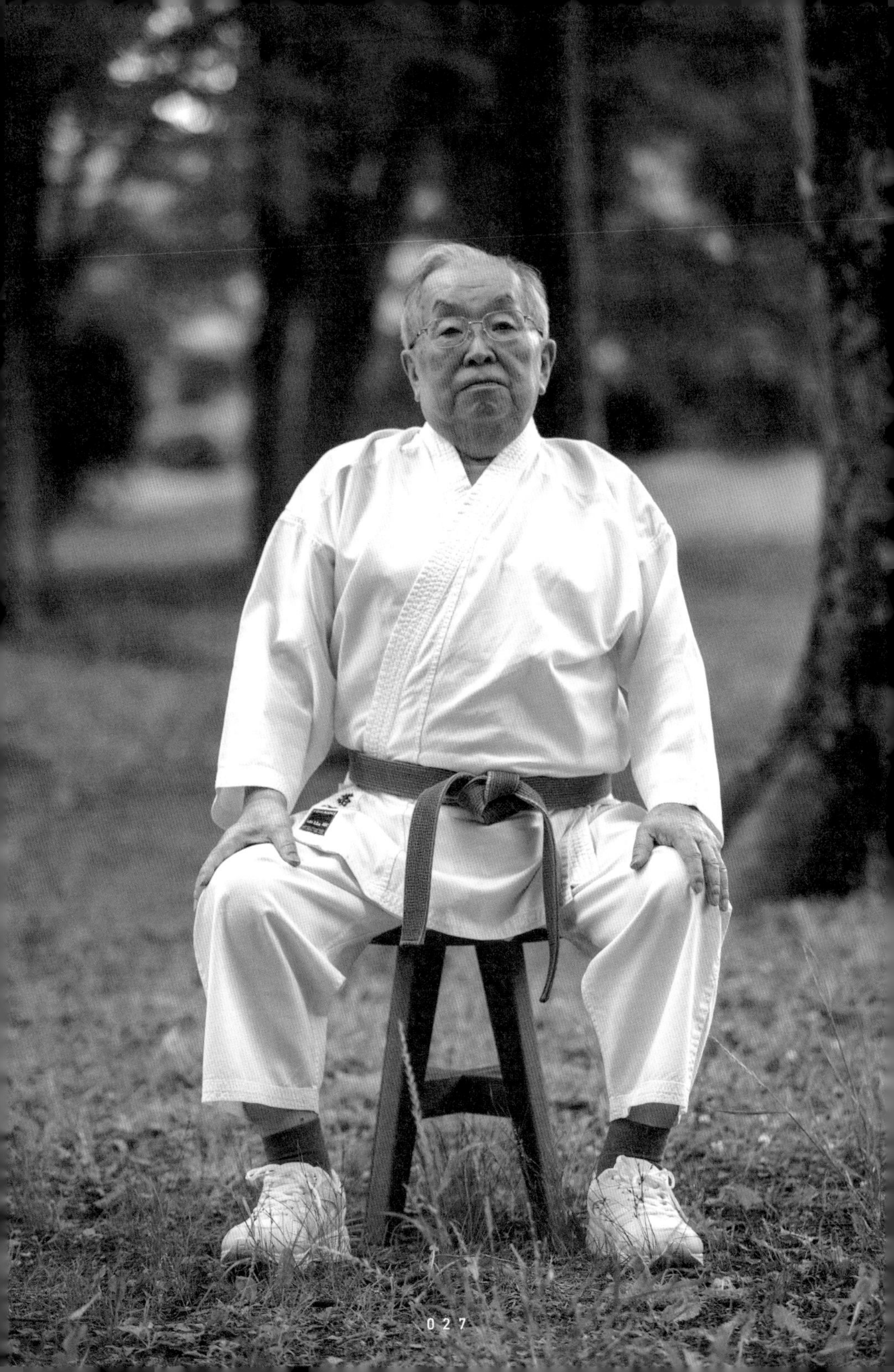

呼吸法 1

やってみよう Let's do it!

基本のかんたん呼吸法

1 椅子に座って足を肩幅に開き、両手は太ももの上に置きます。まずは深い呼吸を2～3回行いましょう。吐く息を意識して、吐いた反動で吸うイメージで行います。

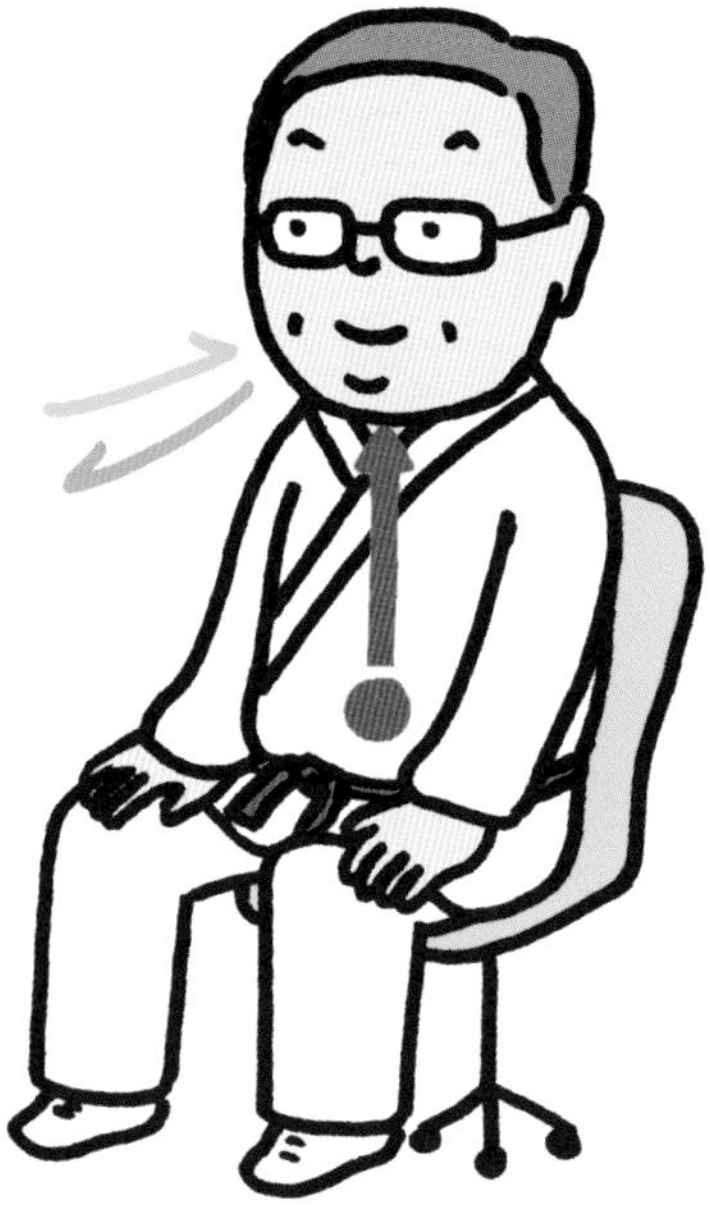

2 息を吸いながら両手のこぶしを思い切り強く握り、息を吐きながらゆるめます。

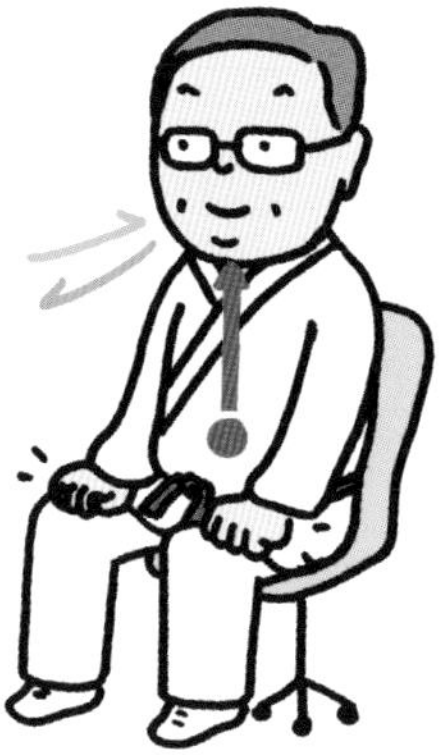

3 息を吸いながら両肩を耳につくぐらいまで持ち上げて肩と首を緊張させ、息を吐きながらゆるめます。

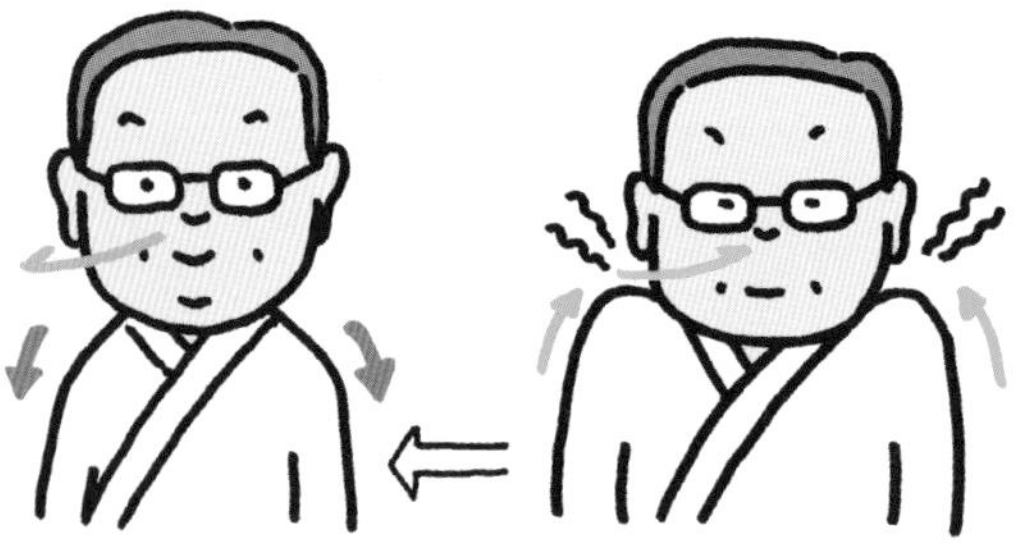

4 息を吸いながら椅子の背にもたれて、背中を思い切りそらせ、息を吐きながら背を戻します。

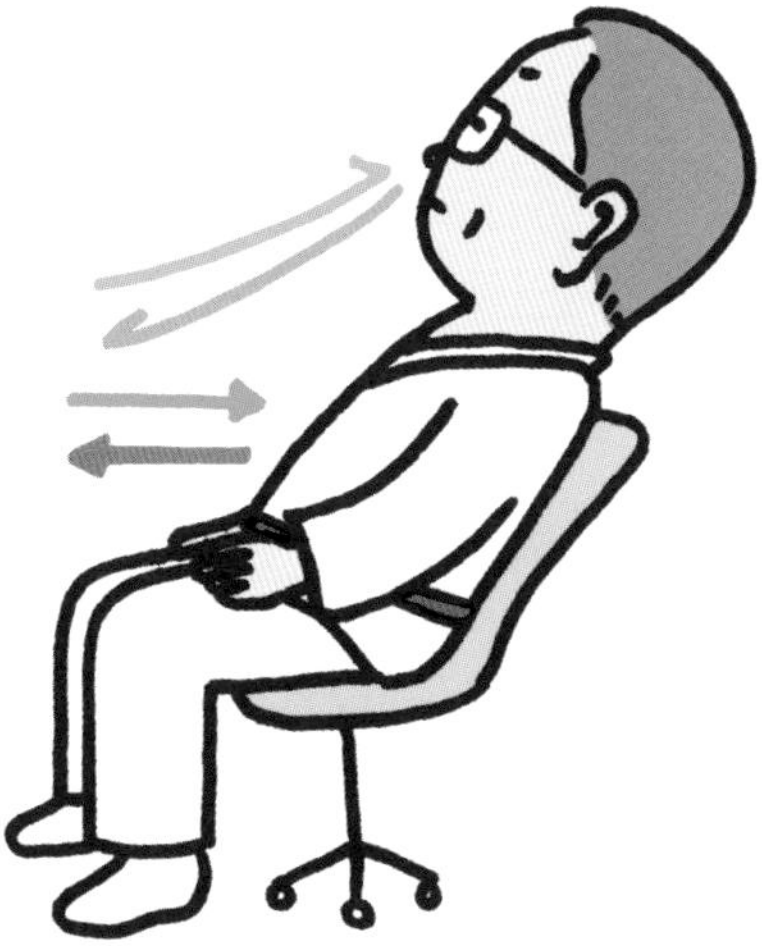

5 息をゆっくり吸いながら足のつま先から膝、胸、肩、首、顔、頭の順に全身に意識を巡らせた後、吐きながら全身のコリや緊張をゆるめます。

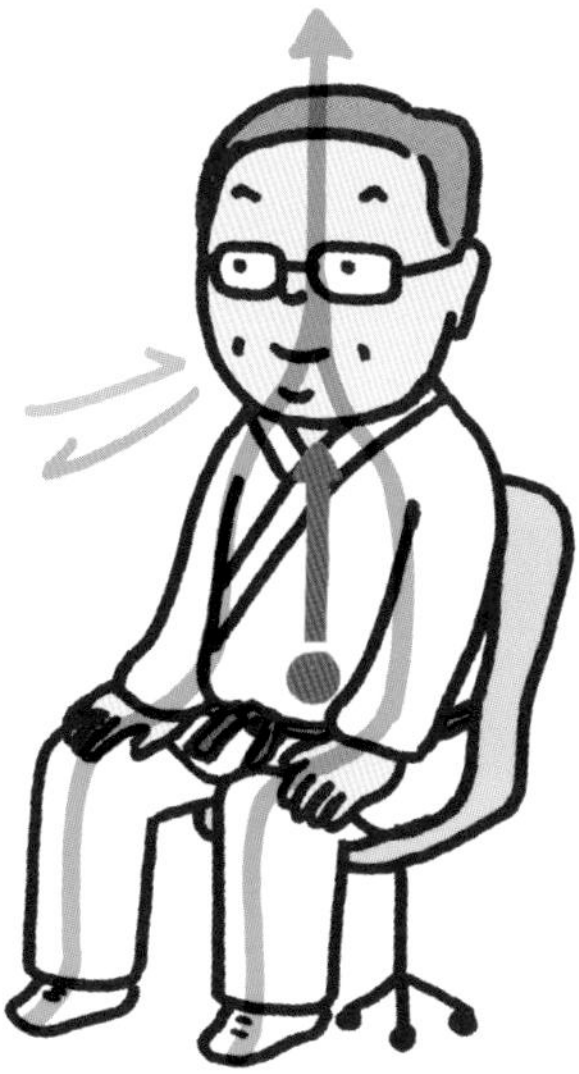

6 5と逆に息を吸いながら頭のてっぺんからつま先に向かって意識を巡らせた後、吐く息とともにストレスや不安などをすべて吐き出します。

ここがポイント！

吐くときに丹田をしっかり意識し、体内にたまっている老廃物（エントロピー）を虚空（62ページ参照）に渡し、吸うときは虚空の豊かなエネルギーを十分に体内に取り込むというイメージを持つと、より効果的です。

呼吸法 2

歩きながら行う

ウォーキングや散歩をしながら健康になる

歩くときの呼吸法

歩きながらできる呼吸法です。

これは3回鼻から息を吐いて、1回鼻から大きく息を吸う「三呼一吸」という呼吸法です。足を出すタイミングで「フッフッフッ」と吐いて、「フーッ」と吸う。「フッ・フッ・フッ・フーッ・フッ・フッ・フッ・フッ・フーッ……」と繰り返します。

これだけで、体の隅々にまで酸素が行きわたり、血液の循環がよくなります。

呼吸と歩行のタイミングを合わせるようにするのがコツです。慣れてしまえば、難しいことは何もありません。

ウォーキングや散歩、買い物、通勤時などにぜひ取り入れてみてください。

歩くことで筋力を鍛えながら呼吸法を取り入れれば、一石二鳥ともいえますね。

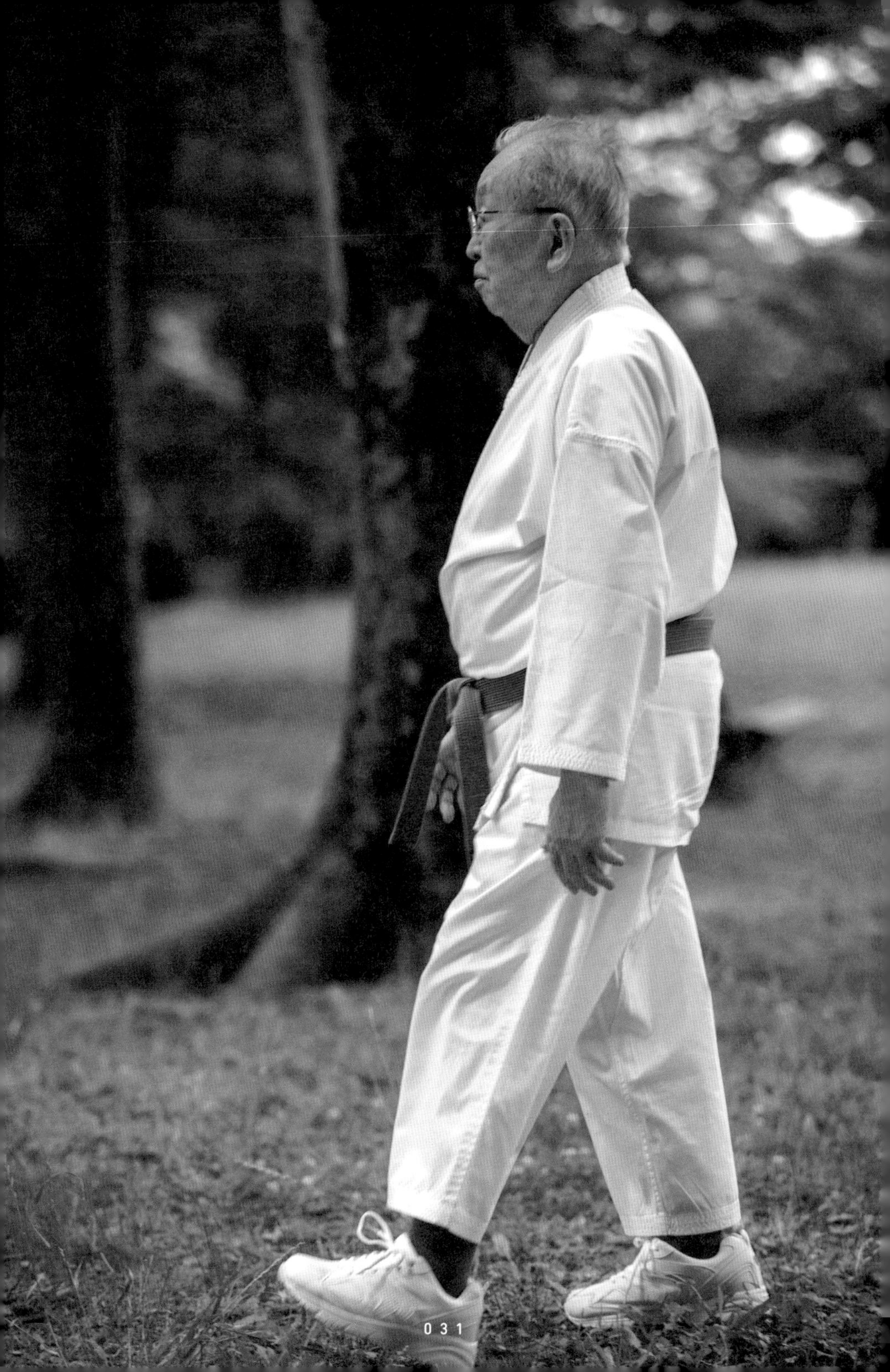

呼吸法 2

やってみよう Let's do it!

歩くときの呼吸法

1 「1歩、2歩、3歩」と足を前に出すタイミングに合わせて、「フッ、フッ、フッ」と3回連続して鼻から息を吐き出します。

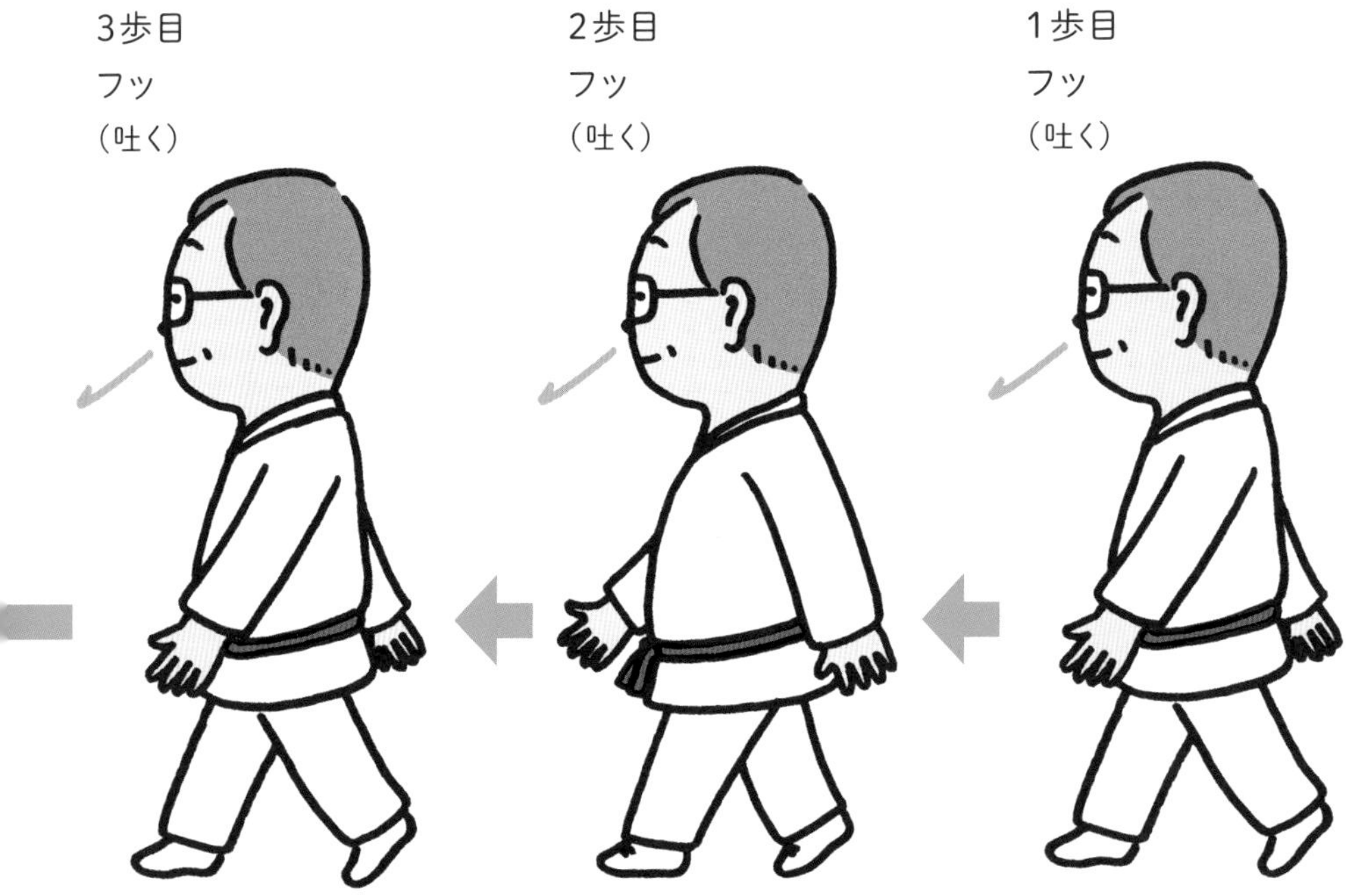

リズミカルに息を吐く

2　「4歩め」で鼻から「フーッ」と大きく息を吸います。

3　「5歩め」はまた1からはじめ、1と2を繰り返します。「フッ、フッ、フッ、フーッ」のリズムで歩行を続けましょう。

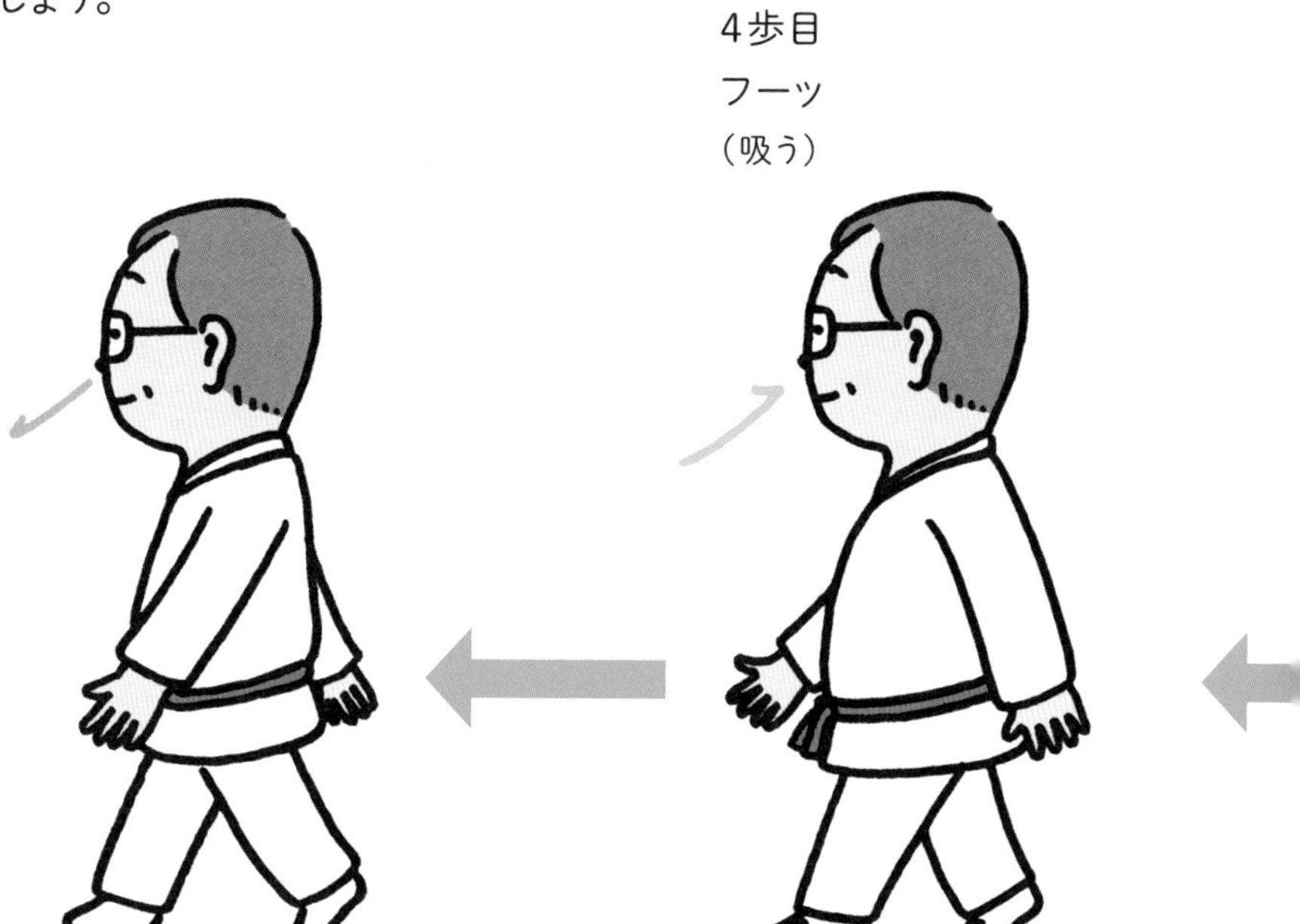

ここがポイント！

慣れるまではゆっくり歩くようにします。慣れてきたら、背筋をしっかり伸ばして姿勢も意識しましょう。

呼吸法 3

座って大きく吐く・吸う

心と体をリフレッシュさせる

屈《くっ》伸《しん》息《そく》

これも椅子に座ってできる呼吸法です。「基本のかんたん呼吸法」(28ページ)との違いは、両手の動作と前屈姿勢が加わり、より深く「吐く・吸う」ができることです。

また、上半身のアクションが加わるため、腹筋、背筋を使うことになり、ちょっとした運動にもなります。背筋もしっかり伸び、姿勢もよくなります。

リラックス効果、リフレッシュ効果があるので、1日の終わりに、また金曜日の夜などに行うとよいでしょう。日曜日の夜に行えば、翌日からの1週間を新たな気持ちではじめることができます。

新しい気を充填して、心と体を大いにリフレッシュさせ、いのちのエネルギーを高めましょう。

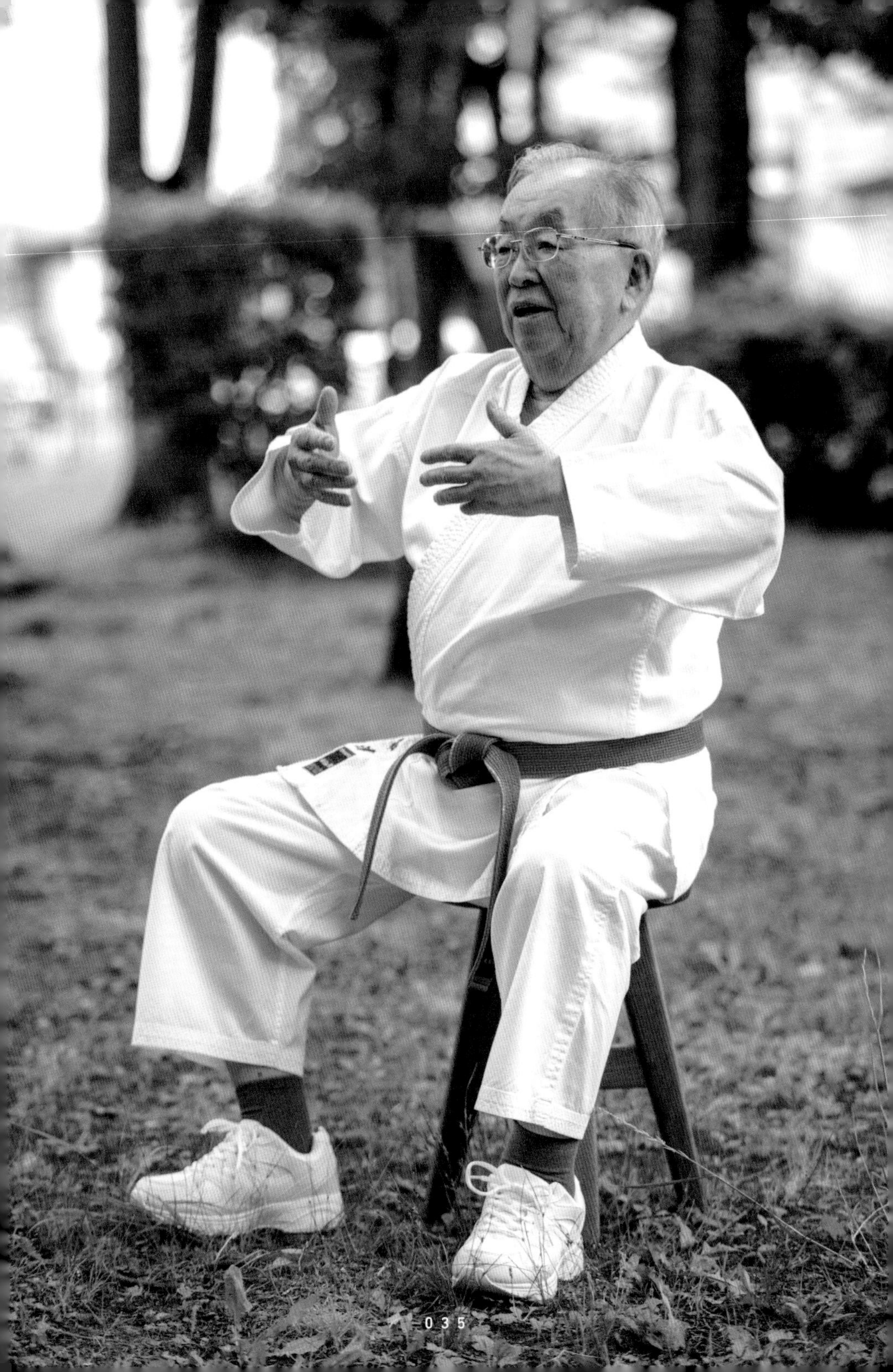

呼吸法
3

やってみよう Let's do it!

屈伸息

1 椅子に座って脚は肩幅に開き、両手を太ももの上に置きます。上半身の力を抜いて、静かに息を吐きます。

2 ゆっくり息を吸いながら、手のひらを自分のほうに向けて胸まで持ち上げ、上半身を伸ばします。さらに手を広げて胸を十分に開き、しっかり息を吸い切りましょう。

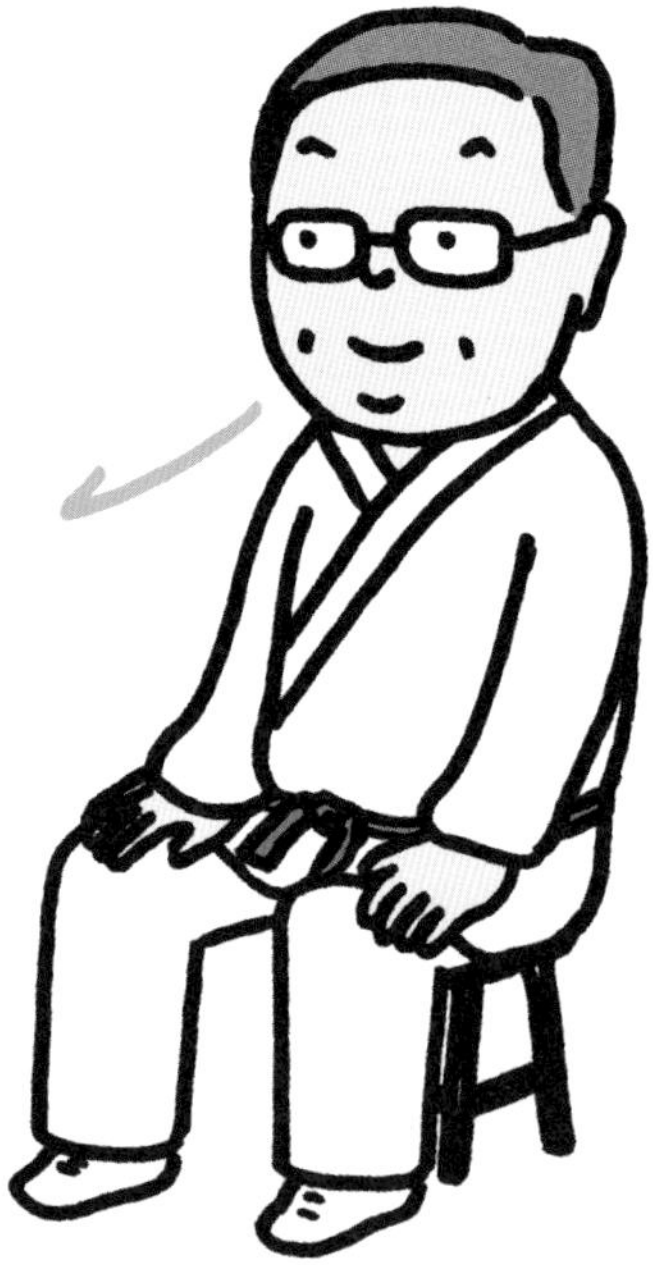

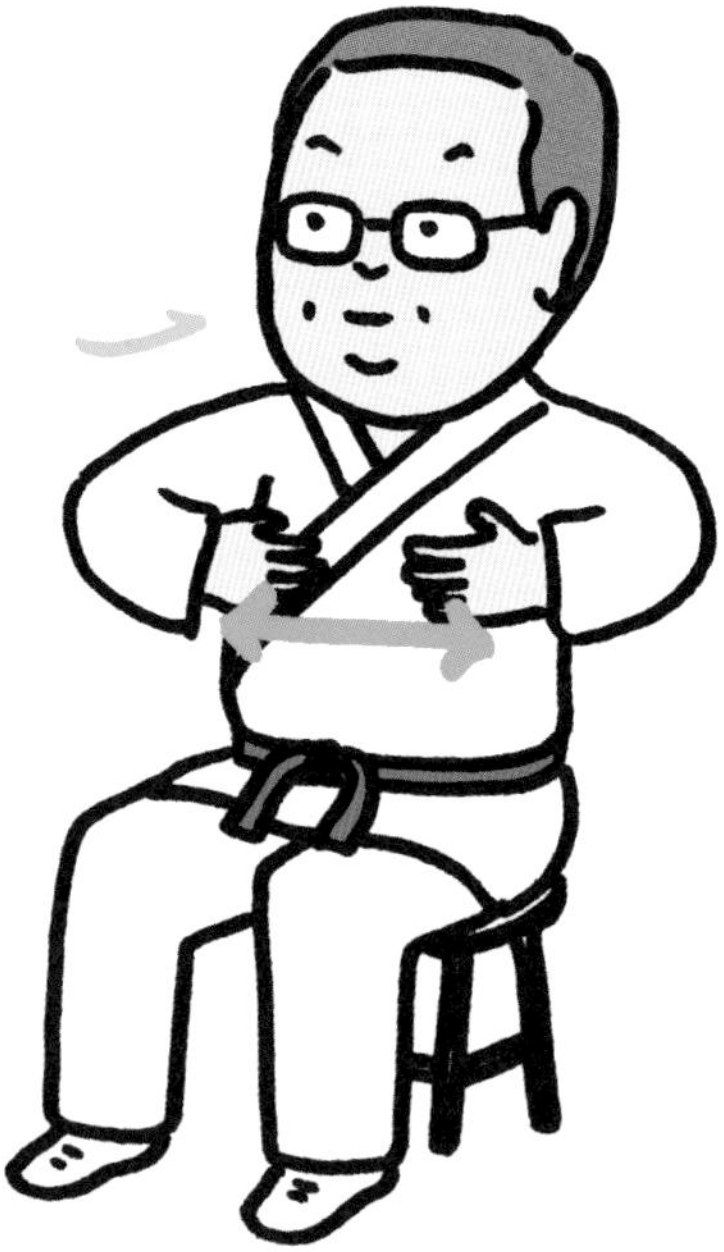

3 息を吐きながら手を狭めて胸の前まで戻し、手のひらを下に向けてみぞおちをゆるめます。左右の親指をみぞおちに当て、さらに息を吐きながらゆっくり前屈します。同時に親指をみぞおちに入れていきます。

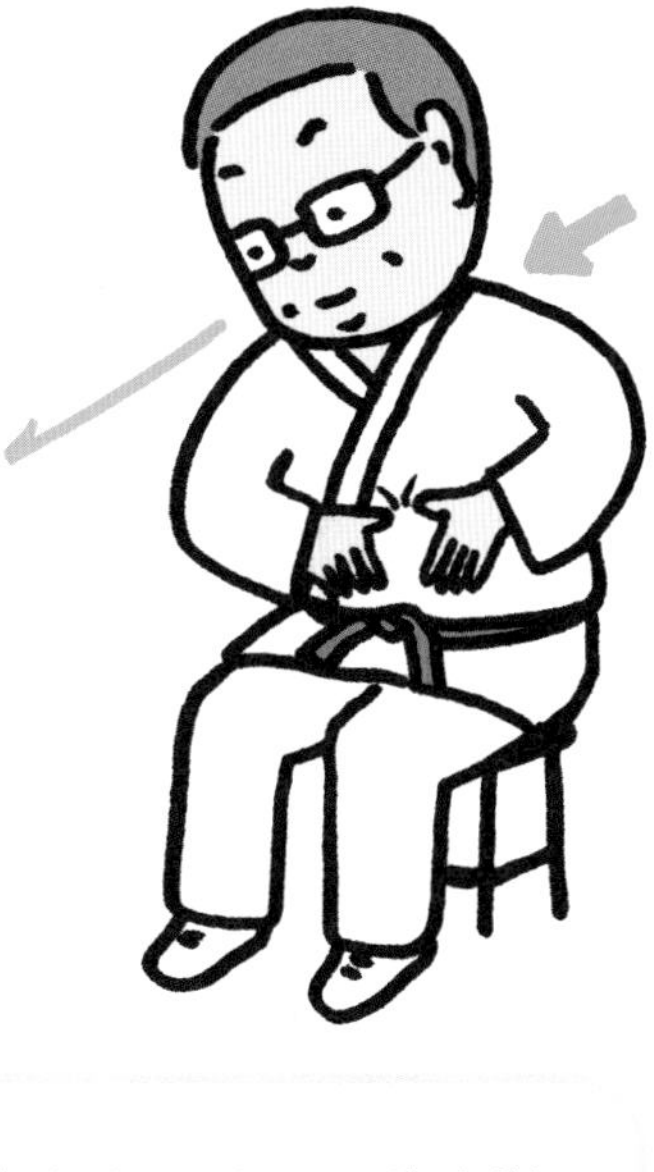

4 両手を前に突き出し、上半身と床が平行になるまで前屈し、息を吐き切ります。ゆっくり息を吸いながら1の姿勢に戻ります。

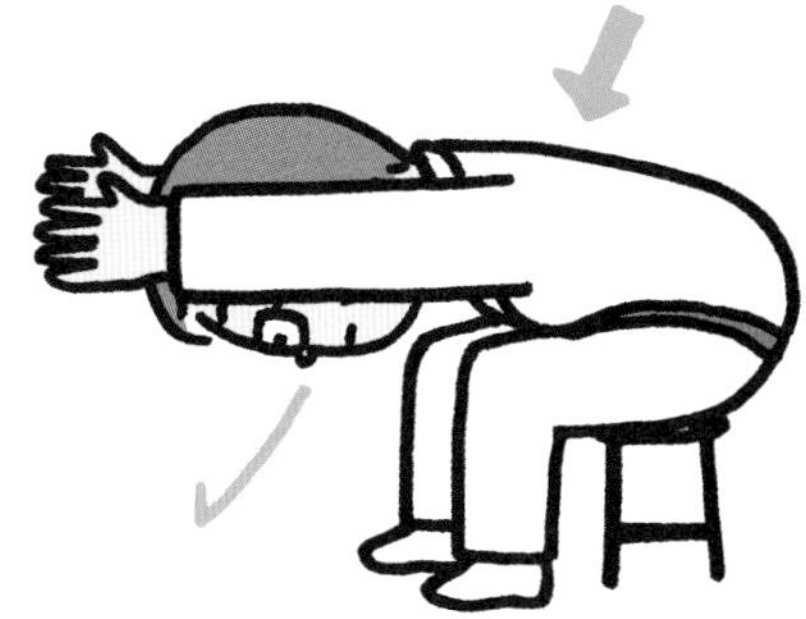

5 1〜4を繰り返します。

ここがポイント！

できれば息を吸うときはお腹を凹ませ、息を吐くときは下腹を膨らませる「逆腹式呼吸」で行いましょう。

呼吸法 4

仰向けに寝て、大の字になって行う

毎日ぐっすり、
安眠効果が期待できる

寝たまま呼吸法

ベッドや布団の上などで、寝たままできる呼吸法です。

厳しい修行で不眠症になった白隠禅師*が実践した呼吸法（内観の法）として知られます。

仰向けに寝て大の字になり、丹田を満たすように、ゆっくり吐いて、ゆっくり吸うだけです。本当にかんたんですが、寝る前に行えば、安眠効果はバツグンです。

私も毎晩この呼吸法を行いますが、すぐにぐっすり寝落ちしてしまいます。

また、寝起きもよくなり、目覚めがスッキリします。

*臨済宗中興の祖と称される江戸中期の禅僧。厳しい修行で肺を病むも、仙人から教えてもらった「内観の法」で自らの病気を癒したとされる。

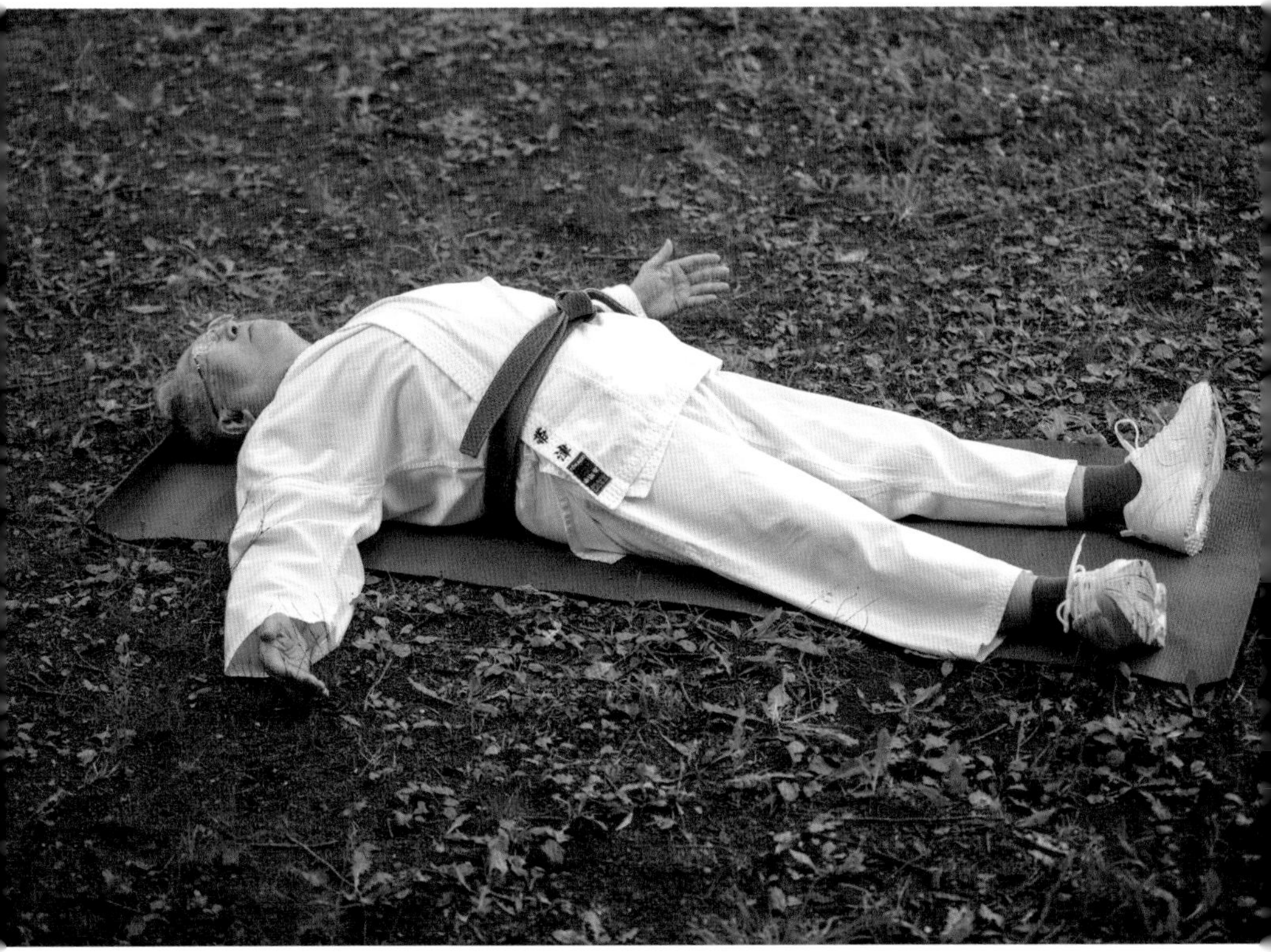

呼吸法
4

やってみよう Let's do it!

寝たまま呼吸法

1 仰向けに寝て、全身の力を抜きます。手足は心地よく広げます。

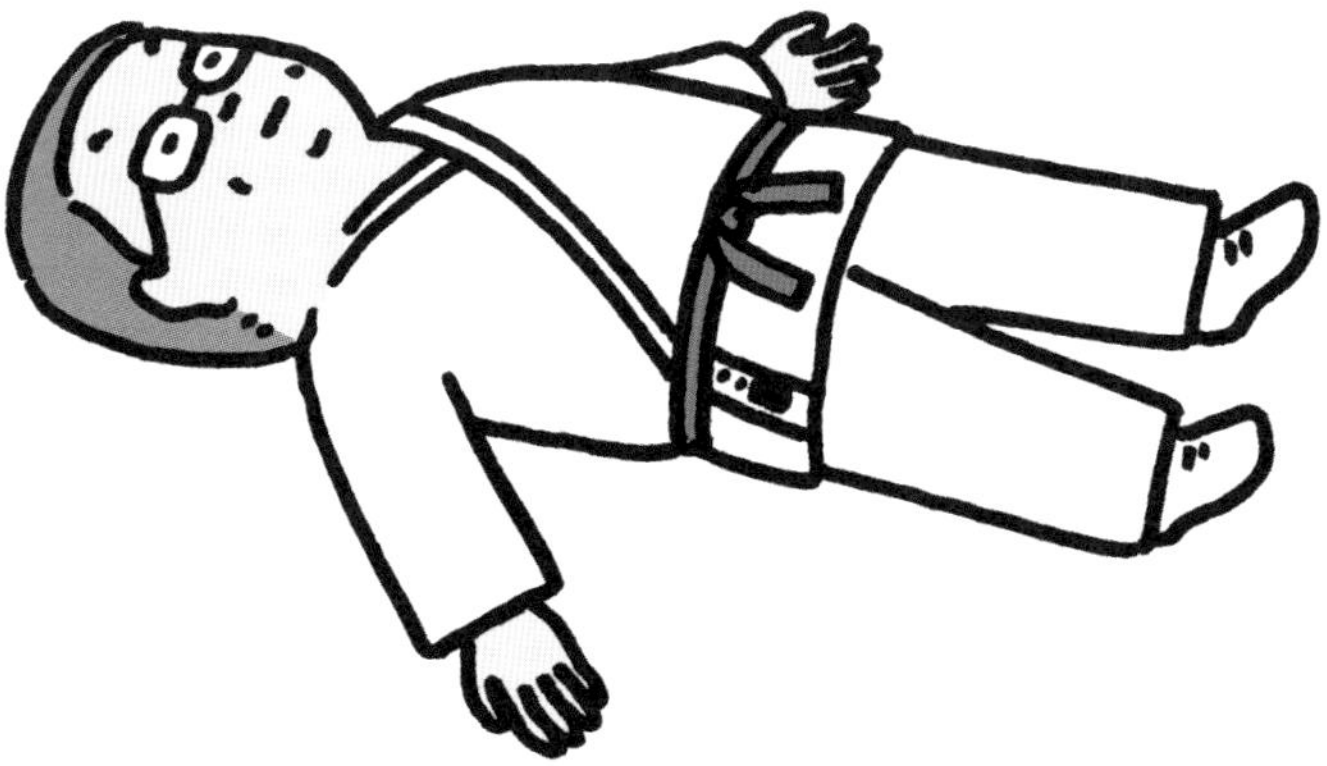

2 ゆっくり息を吸い、お腹を凹ませます（逆腹式呼吸）。

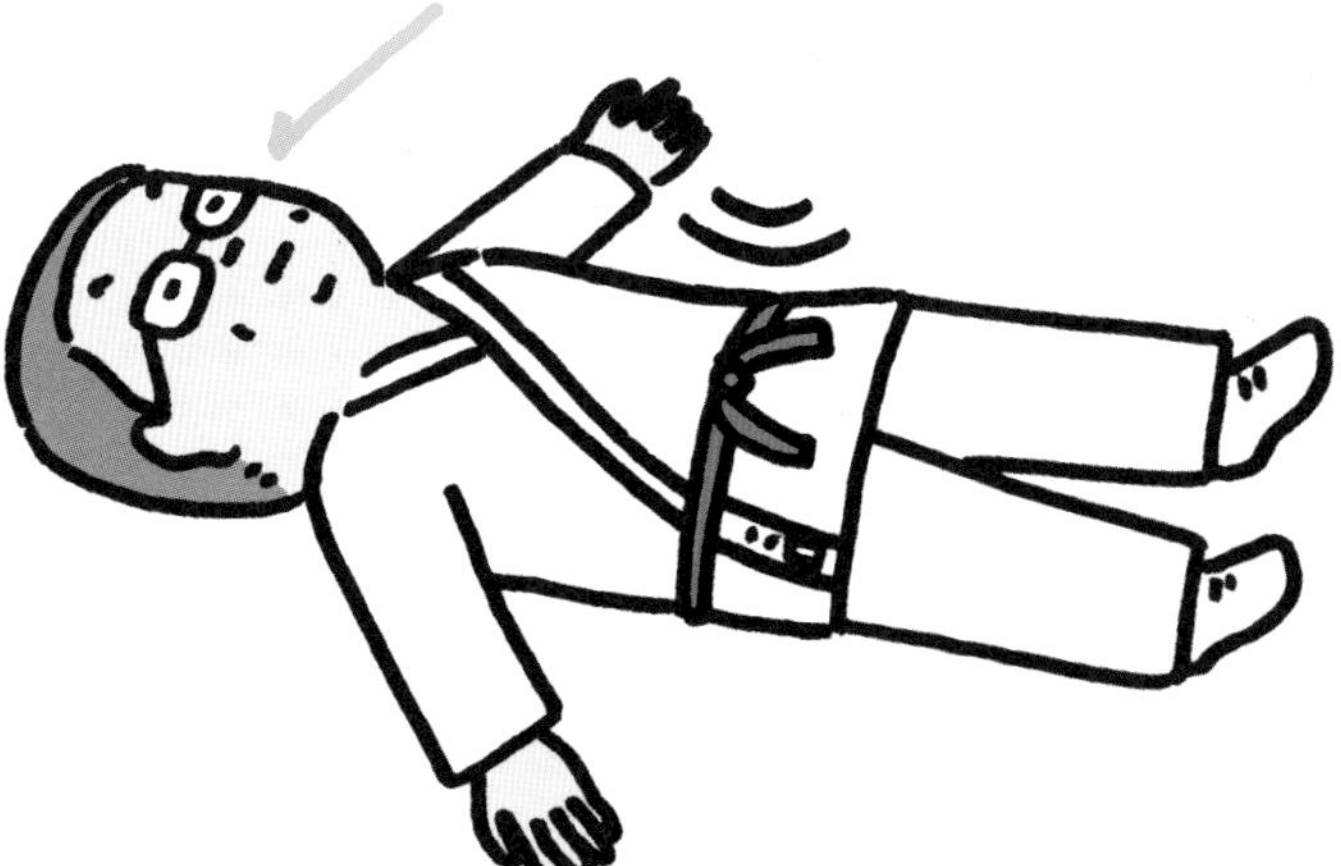

3 息を十分に吸ったら、ゆっくり吐きながらお腹を膨らませていきます。

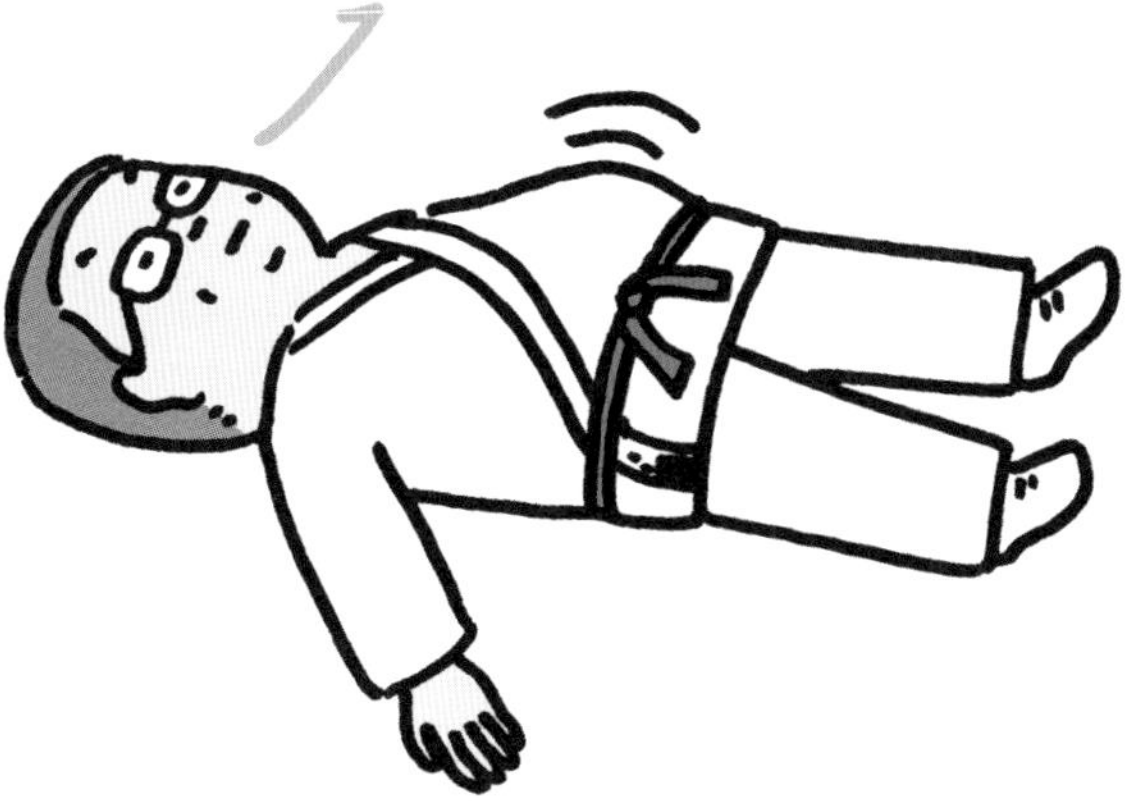

4 2～3を繰り返すうちに、自然に眠りに入っていきます。

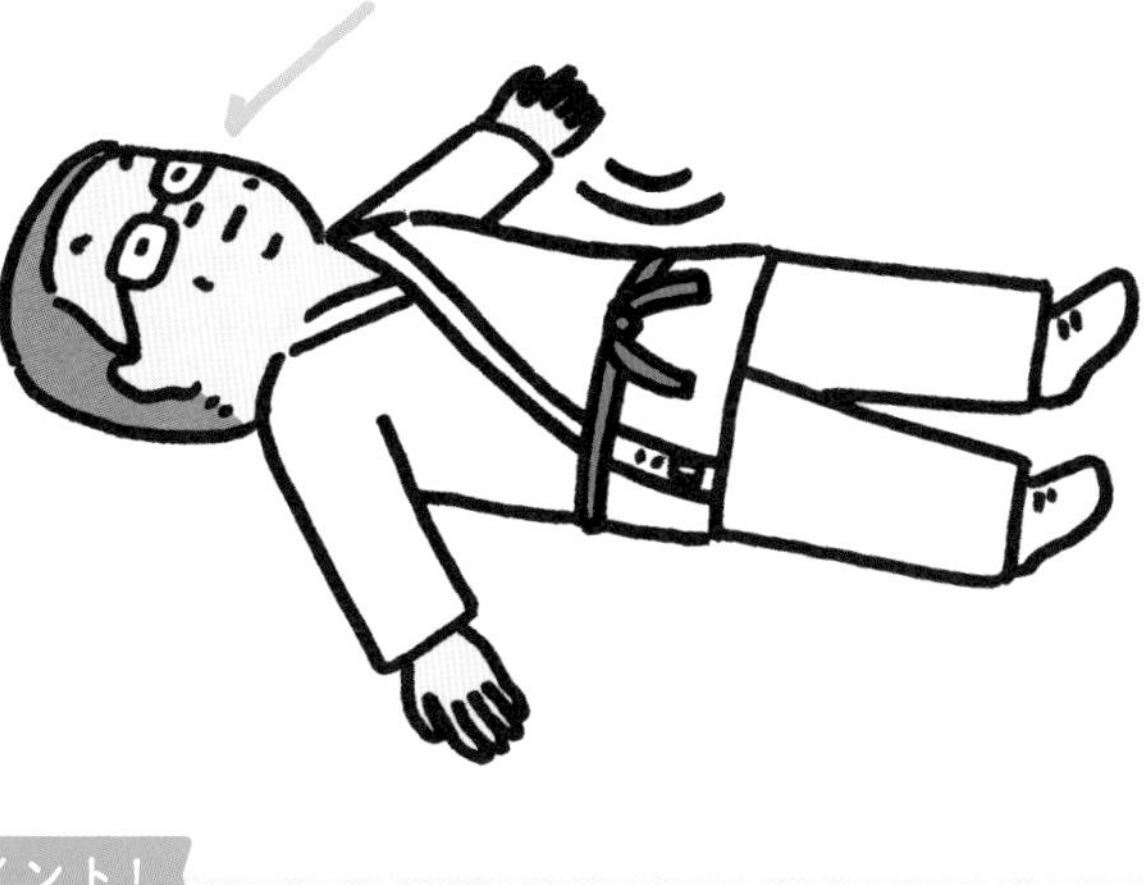

ここがポイント！

息を吸うときは、「臍《せい》下《か》丹田《たんでん》腰《よう》脚《きゃく》足心《そくしん》」といって、丹田から足の先まで気を満たしていくイメージで行うと、より効果的です。

呼吸法 5

丹田を意識しながら行う

気分スッキリ、心が安定する

調和道丹田呼吸法

先に述べたように、私は呼吸法の基礎を「調和道協会」で学びました。この調和道協会の呼吸法が「調和道丹田呼吸法」です。

ここで紹介するのは、調和道の基本動作を使って行う呼吸法です。

体を「伸ばす」「落とす」「曲げる」「起こす」という4つの動作に合わせて「吸う・吐く」を行います。

リズミカルに、息をしっかり吐き切って呼吸しましょう。丹田を意識しながら行うのもポイントです。

椅子に座って行いますが、正座（膝は45度くらい開く）でもかまいません。

この呼吸を行うと、気分がスッキリして、心が安定します。イライラしたとき、また気分が晴れないときなどに行ってもいいでしょう。

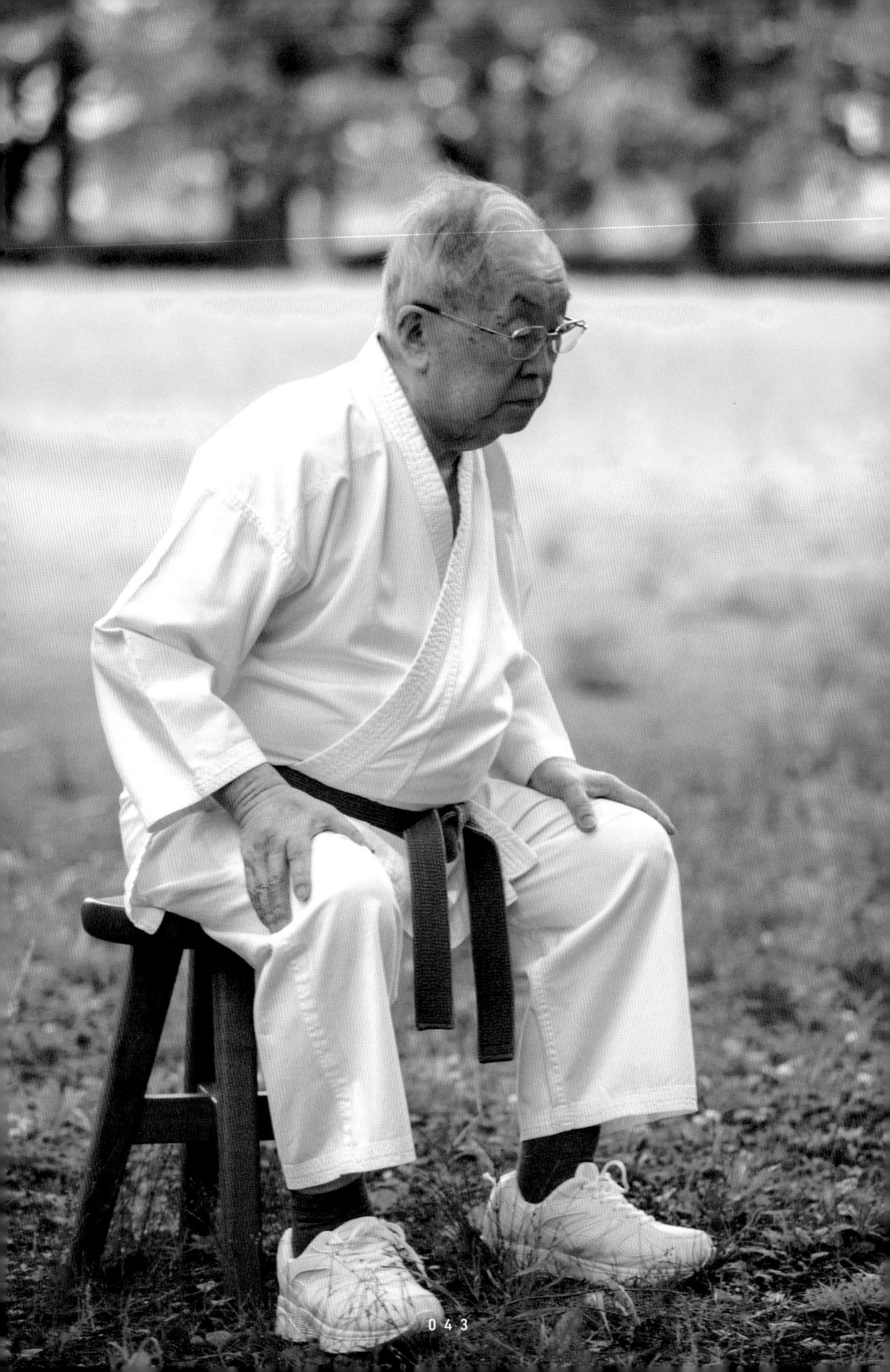

呼吸法
5

やってみよう Let's do it!

調和道丹田呼吸法

1 椅子に浅く座って、背筋を伸ばし、足を肩幅に開き、両手は膝の上に置きます。上半身を前方に倒しながら、4～5秒かけてゆっくり息を吐き、全身の力を抜きましょう。

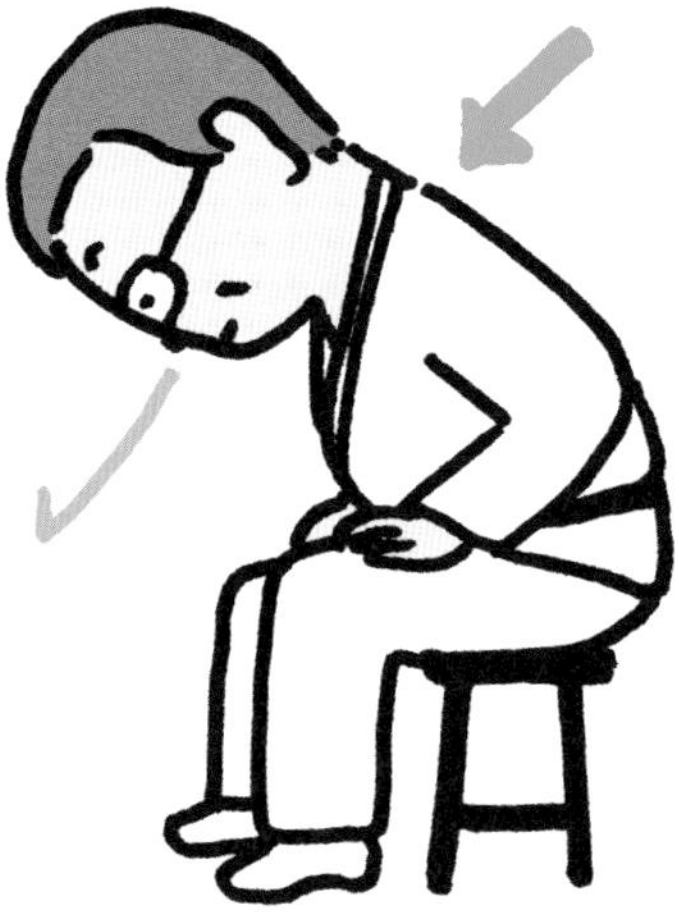

ここがポイント！

倒す角度は45度ぐらいにする。

2 息を吐き切ったら、上半身を起こし、胸を広げながら2～3秒かけてゆっくり息を吸い込みます。

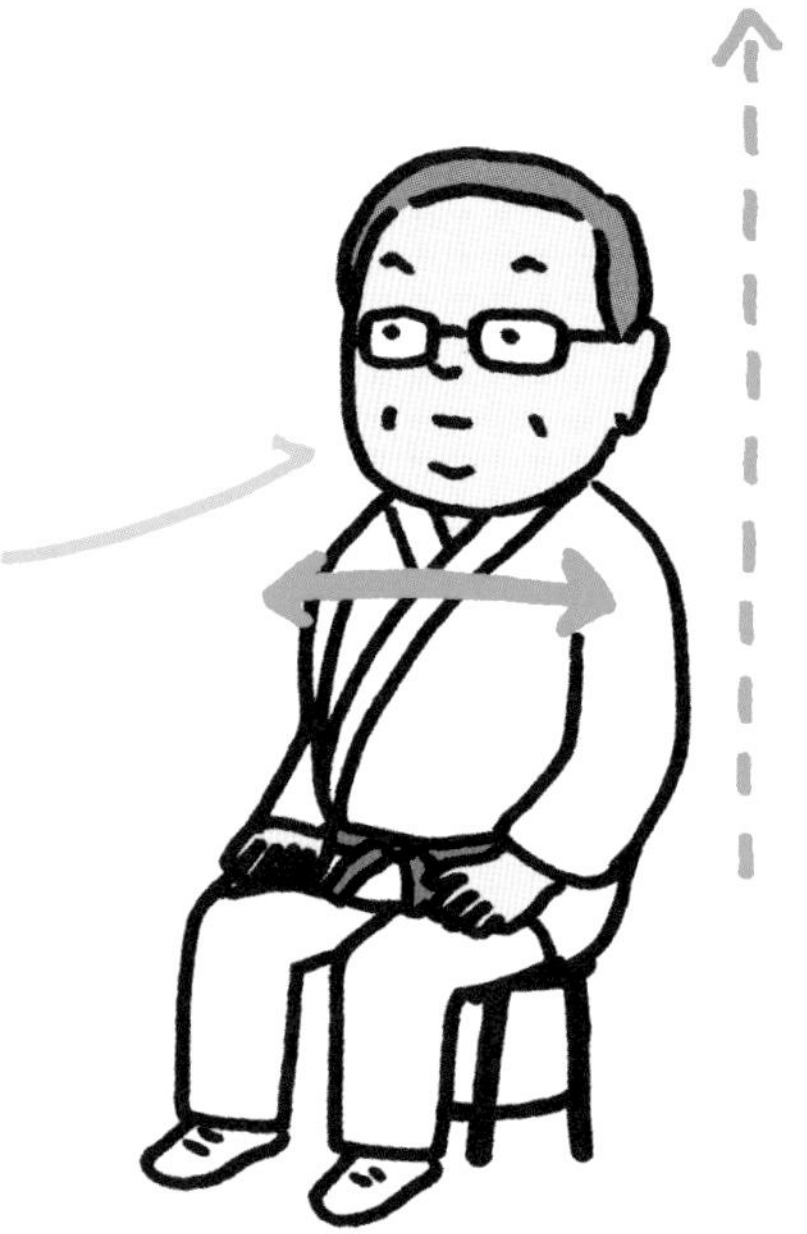

3 息を吐きながらみぞおちをゆるめて、上半身をスーッと骨盤に落とし込みます。

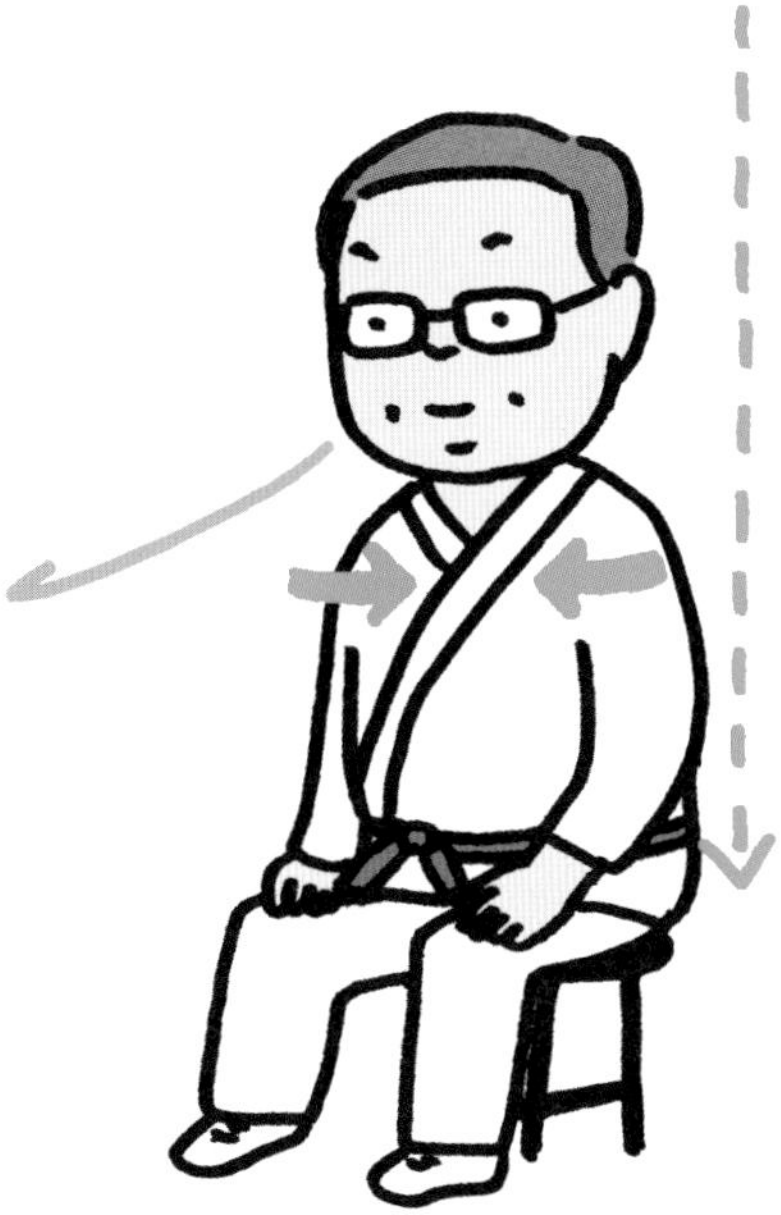

4 上体を軽く前に倒しながら息を吐き切ります。

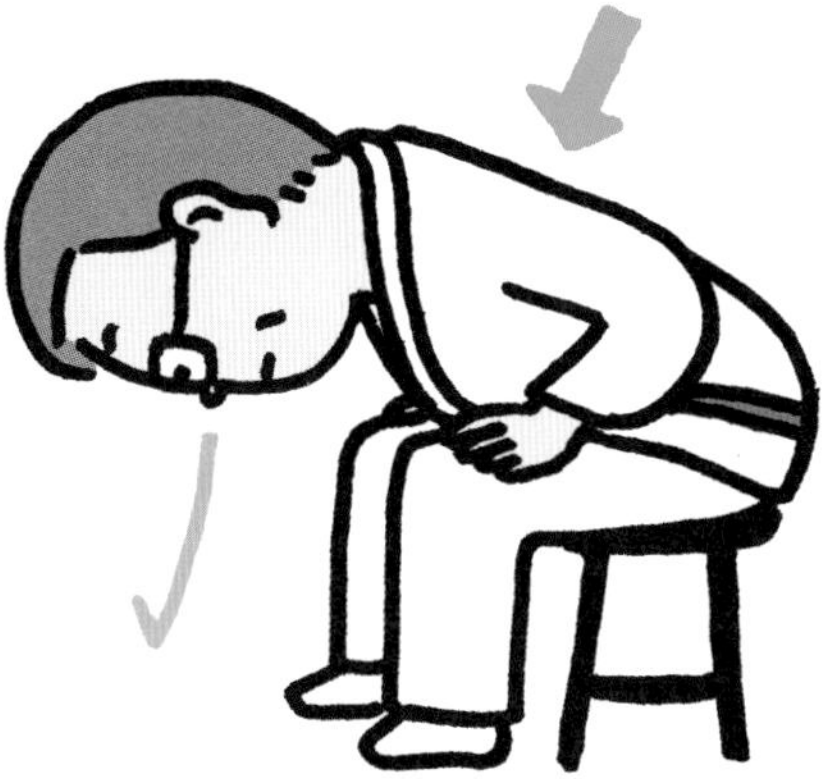

5 ゆっくり息を吸いながら体を起こします。1～5を繰り返します。

column

私の日々の養生

健診結果に問題があっても、私は健康

医療従事者の義務として、年に2回は仕方なく健康診断を受けるのですが、スタッフには「結果は持ってくるな」と言っています（笑）。

私は腹囲が1メートル、コレステロール値が260～270mg/dl、中性脂肪が385mg/dlですから、いわゆるメタボ健診の基準値でいえば、間違いなく薬の処方が必要なレベルです。

それから肝臓の数値もよくないし、もともと先天性腎嚢胞《のうほう》があるため、腎臓の数値も正常値には届いていません。

でも私は、自分を健康だと信じて疑っていません。日々の体調はすこぶるいいし、生活に支障もないのです。生活の中で免疫力を高めて、いのちが躍動していれば、数値は少々悪くても関係ないと思っています。

しかしなぜかここ数年は、肝臓も腎臓も数値がよくなってきているのです。ずっと同じように食べて飲んでいるだけなのに不思議です。

もしかしたら第4章で紹介する「昆布だし」、それから知人からもらった梅肉エキスを1日数回なめているので、そのおかげでしょうか。無理せず、自分らしく過ごしているのも理由かもしれません。

第2章

毎日の元気を保つ「超かんたん気功」

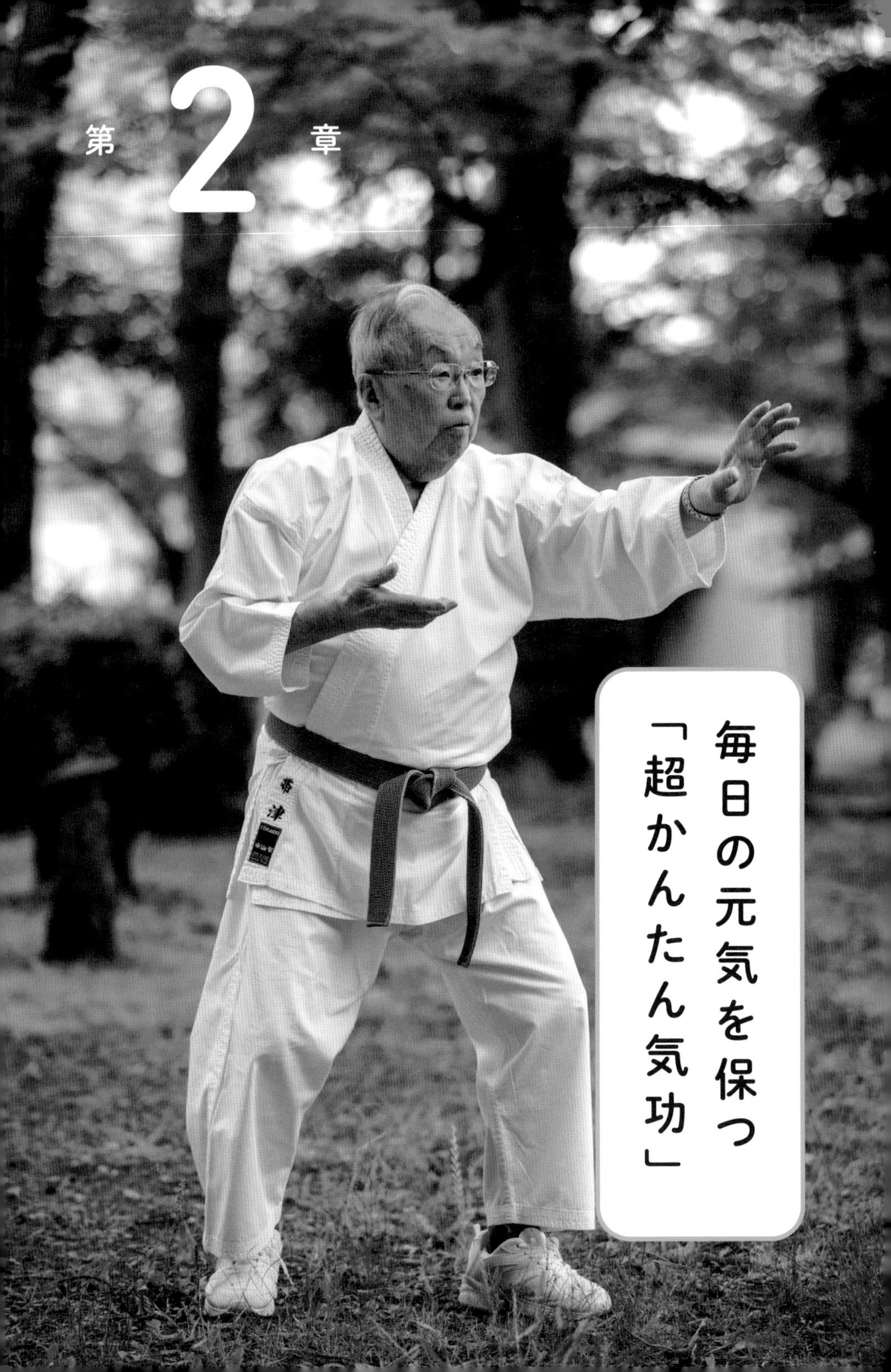

私が元気でいられるのは気功のおかげ

気功とは何か

気功は中国で生まれ、4000年も前から行われていたといわれる養生法です。

中国医学では人の体に本来備わっている生命力の源が「気」であると考えます。病気や不調が起こるのは、気が不足したり、滞ったりするためとされます。そしてこの「気の不足」を補ったり、滞りを解消させるものこそが「気功」なのです。

気功には「外気功」と「内気功」があります。

気功というと、手を触れずに相手を倒したり、はじき飛ばしたりする派手なパフォーマンスが思い浮かぶかもしれませんが、それは外気功に当たります。

内気功は自分で鍛錬することにより、体内の気の流れをよくするものです。気の流れがよくなれば自然治癒力が高まり、すばらしい養生になります。

本書で紹介するのも、この内気功に当たるものです。

病院でも気功教室を開催していて、私も毎週患者さんと一緒に行っています。

よく「気功と太極拳はどう違うのですか？」と聞かれます。

太極拳は古代から伝わる中国の武術ですが、ゆっくりとした動きや姿勢、呼吸などが全身運動になることから、健康法として親しまれるようになりました。

太極拳も根本に「気」という考え方があり、その意味では太極拳も気功の一種です。さらには前章でお伝えした呼吸法もまた、気功のひとつと考えられます。

私の気功との出会い

私が気功に出会ったのは、１９８０年の9月、研修で行った北京の肺がん研究所附属病院の中庭でした。

当時、日本では気功はまだ広がっておらず、私自身も目にしたことがありませんでした。しかし、当時の中国では文化大革命によって衰退した気功が復活していて、すでにブームがはじまっていました。

私は気功をひと目見て、「これこそ中国医学のエースだ！」と直観しました。

そこで、北京の書店で気功に関する本をすべて買い込んで、日本に持ち帰り、勉強をはじめたのです。

その日から今日まで、気功を1日も欠かさず鍛錬してきました。今の私の元気は、まぎれもなく日々の気功によるものだと信じています。

気功の重要な3要素

気功には「調身」「調息」「調心」という3つの重要な要素があります。これは身を調《ととの》え、息を調え、心を調えるという意味です。

この3つの要素は「三位一体」の関係にあって、正しい姿勢がとれれば（調身）正しい呼吸ができ（調息）、それによって心も調ってくる（調心）というものです。

「調身」「調息」「調心」はすぐにうまくいくわけではありません。しかし気功を行う際には常に念頭に置き、少しずつ身につけていきましょう。

1 調身

背筋を伸ばして姿勢を正すことです。上半身の力が抜け、丹田（24ページ参照）から下半身に気がみなぎった「上虚下実」の状態です。上虚下実を心がけると、下半身が安定し、転倒やケガをしづらくなります。

2 調息

前章で述べた呼吸法のことです。

3 調心

心を調えることです。

雑念を捨て、集中力が高まった精神状態のことです。

江戸時代の僧侶・沢庵宗彭《たくあんそうほう》が著書『不動智神妙録』の中で兵法の心として説いた「不動智」が、この調心の目指すところです。

これは心が四方八方、右左と自由に動きながら、ひとつのもの、ひとつのことに決してとらわれないことをいいます。すべてにのびのびと心が広がった状態です。このとき、**心はどこにも置かれず、どこにもある状態**になります。

少々難しいかもしれません。私自身は、毎日の晩酌でほろ酔い気分になり、心の一切を解放したときに、その境地に近づきます（笑）。

さあ、気功をはじめよう

大切なのは「呼吸」と「姿勢」

気功は非常に奥の深いものですが、本書では、54ページから誰にでもできる入門編の気功を2つ（椅子に座ったままできる三線放松功《ほうしょうこう》、立って行う站桩功《たんとうこう》）、72ページからは中級者向けの太極拳を3つ（野馬分鬃《いぇまふぇんぞん》、倒捲肱《だおじゅあんごん》、雲手《ゆんしょう》）紹介しています。

気功を行うにあたって、初心者が気をつけてほしいポイントが2つあります。

1 呼吸を忘れないこと

ひとつめは、呼吸を忘れないことです。

特に吐くことが大切です。

手足の動作に気を取られると呼吸を忘れがちになりますが、しっかり呼吸をしながら行いましょう。

2

姿勢を意識すること

ふたつめは、姿勢を常に意識することです。

姿勢の基本は「上虚下実」、上半身はよけいな力が抜け、下半身は力がみなぎっている状態です。肩の力を抜き、下半身はしっかり、どっしりとかまえます。

まず、次ページから紹介する初級編の気功をやってみて、毎日の習慣にしてください。もっと進みたい人は、72ページから紹介する中級編に進んでみてください。

気功の動きはなかなか本では説明しきれるものではありませんが、とりあえず体を動かしてみましょう。

呼吸法と同じで、いつやってもいいし、1日1分でもかまいません。やってみること、そして続けることがまず大事です。

大宇宙に躍動する気を体いっぱいに取り入れ、いのちのエネルギーの高まりを感じましょう。

椅子に座ったままできる

緊張がとけ、リラックス効果を得られる

三線放松功《ほうしょうこう》

「松《ソン》」には、ゆるやかである、張り詰めていないといった意味があり、心身がリラックスした状態を示します。

「放功」とは、手綱をゆるめる、手に持っていたものを放つ、力を抜くという意味です。これはリラックスするための行為を指します。

この「三線放松功」は、体の両側と前、さらに後ろに1本ずつ、合計3本の線を想定し、この線を上から1本ずつゆるめていくイメージを持ちます。

動きがほとんどないので、いつでも、どこでもできます。56ページでは座って行う方法を紹介していますが、寝た状態でも、立った状態でもできます。

仕事の後、疲れたときに行うとリフレッシュできます。

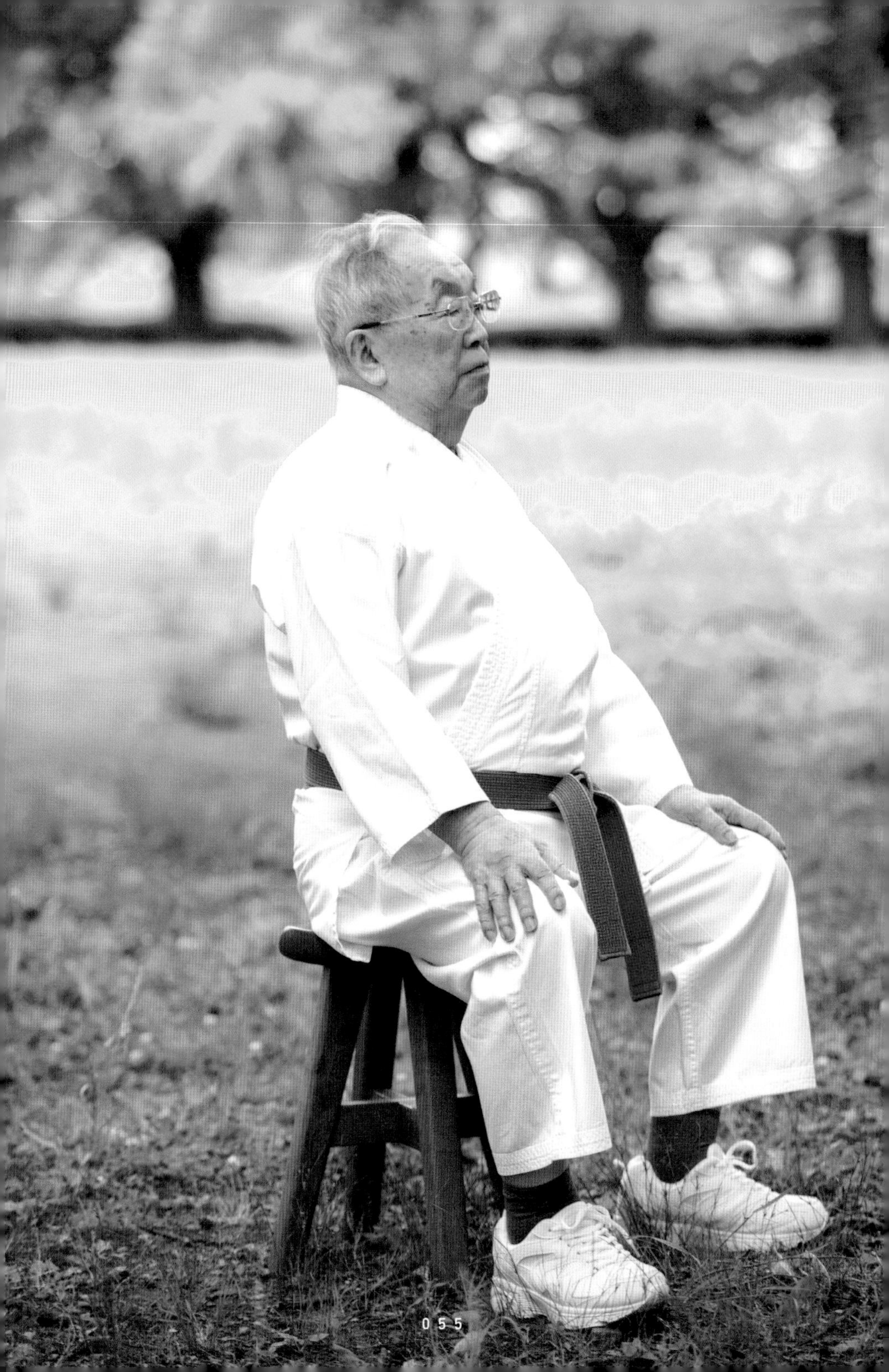

気功
初級編
1

やってみよう Let's do it!

三線放松功

1 椅子に浅く腰掛け、背筋を伸ばし、上半身の力を抜きます。手は軽く太ももの上に置きます。

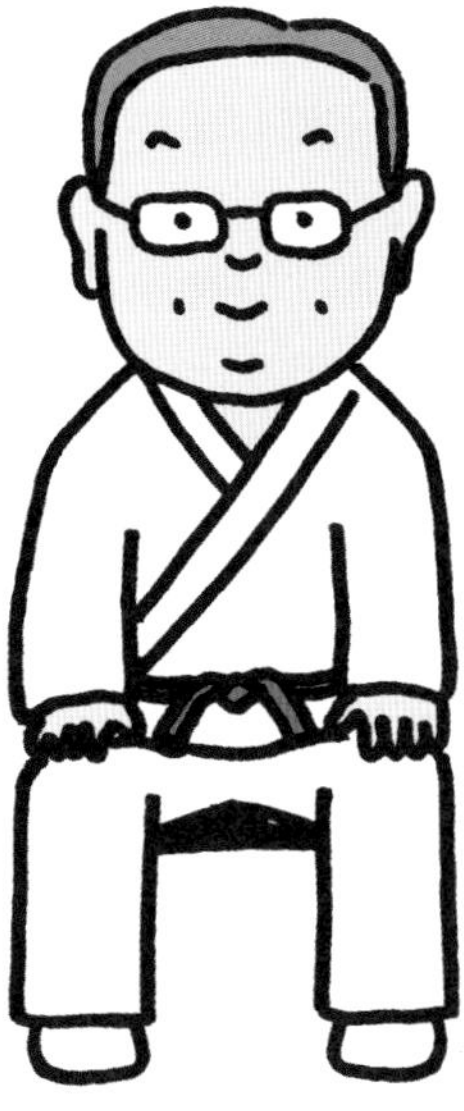

2 第1線をゆるめます。「松（ソーン）」と声に出しながら、頭の側面から順を追って上から下まで、ゆるめていきます。

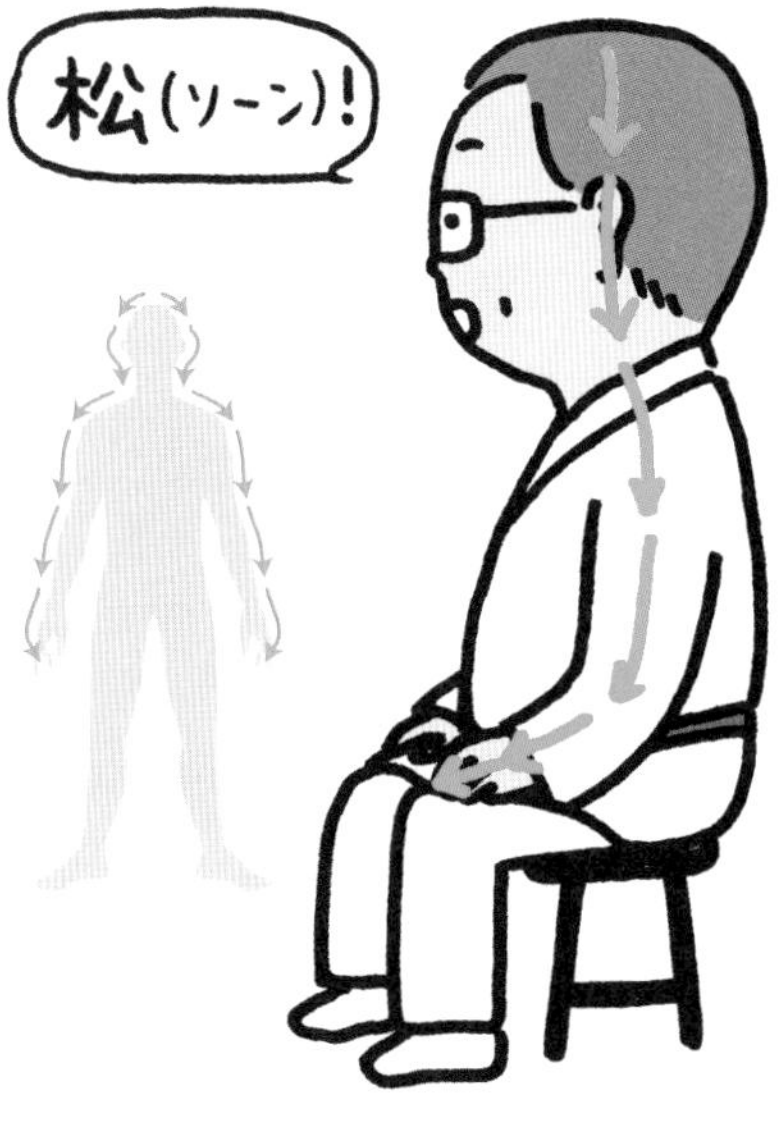

第1線⇨頭部両側—首両側—両肩—上腕—ひじ—前腕—手の関節—両手—両手の指

3 同様に「松」と声に出しながら、第2線をゆるめていきます。

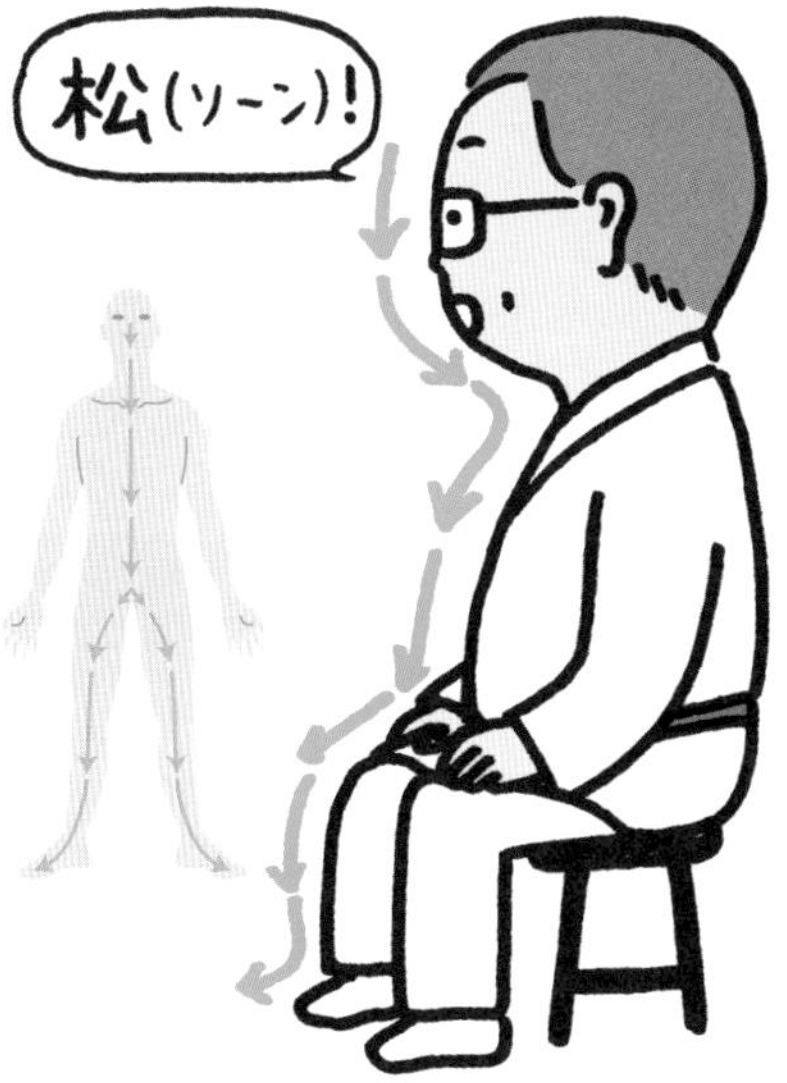

第2線⇨顔ー首の前部分ー胸ー腹ー太ももー膝ー膝下ー両足ー両足の指

4 同様に「松」と声に出しながら、第3線をゆるめていきます。

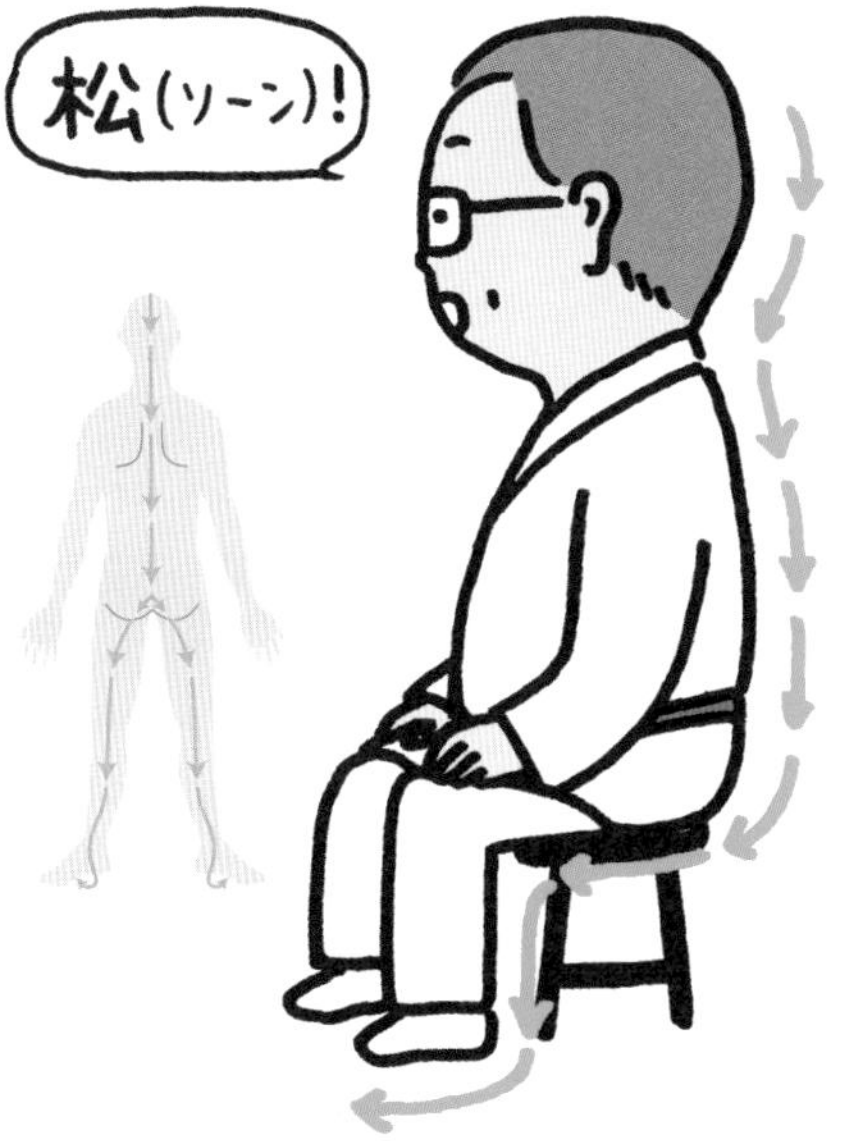

第3線⇨後頭部ー首の後ろー背中ー腰ー太ももの裏ー膝裏ー膝下裏ー両足関節ー両足底

5 2〜4を数回繰り返します。

ここがポイント!

頭や顔を意識するときに息を吸って、吐きながら「松(ソーン)」と声に出し、下に向かってゆるめていきます。私は逆腹式呼吸で行いますが、難しければ腹式呼吸で行っても大丈夫です。

立って行う

体幹を鍛え、
ケガや転倒を予防する

站《たん》桩《とう》功《こう》

一定時間しっかり立つという、シンプルですが、非常に奥の深い気功です。

いくつかの方法がありますが、ここでは「三円式」の立ち方を紹介します。三円式は、下肢、両腕、両手と、3つの円をつくる立ち方です。

時間は好きなときに、好きなだけ行ってOKです。30分程度が適当とされますが、私が道場で患者さんと一緒に行うときは、5～10分程度にしています。

意識は丹田に集中してもよし、呼吸に集中してもよし。できるだけ雑念をなくすようにしましょう。

この気功を続けることで、足腰、体幹が鍛えられて、転倒やケガをしにくくなっていきます。中高年以上の方には、ぜひとも行っていただきたい気功です。

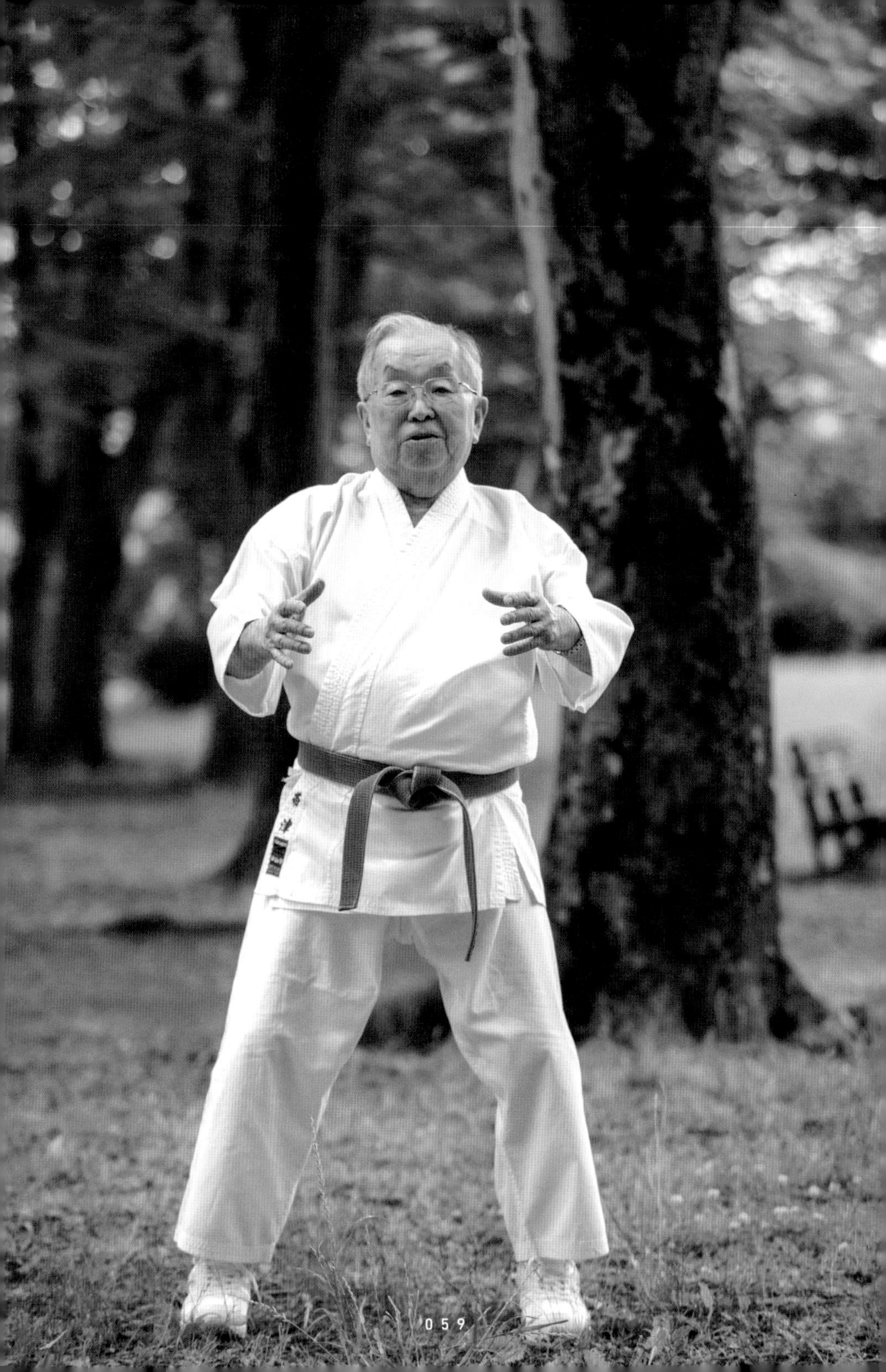

気功
初級編
2

やってみよう Let's do it!

站桩功

1 両脚を肩幅に開いて、膝をゆるめてやや内股で立ちます。両股の間に円ができるイメージです（第1の円）。

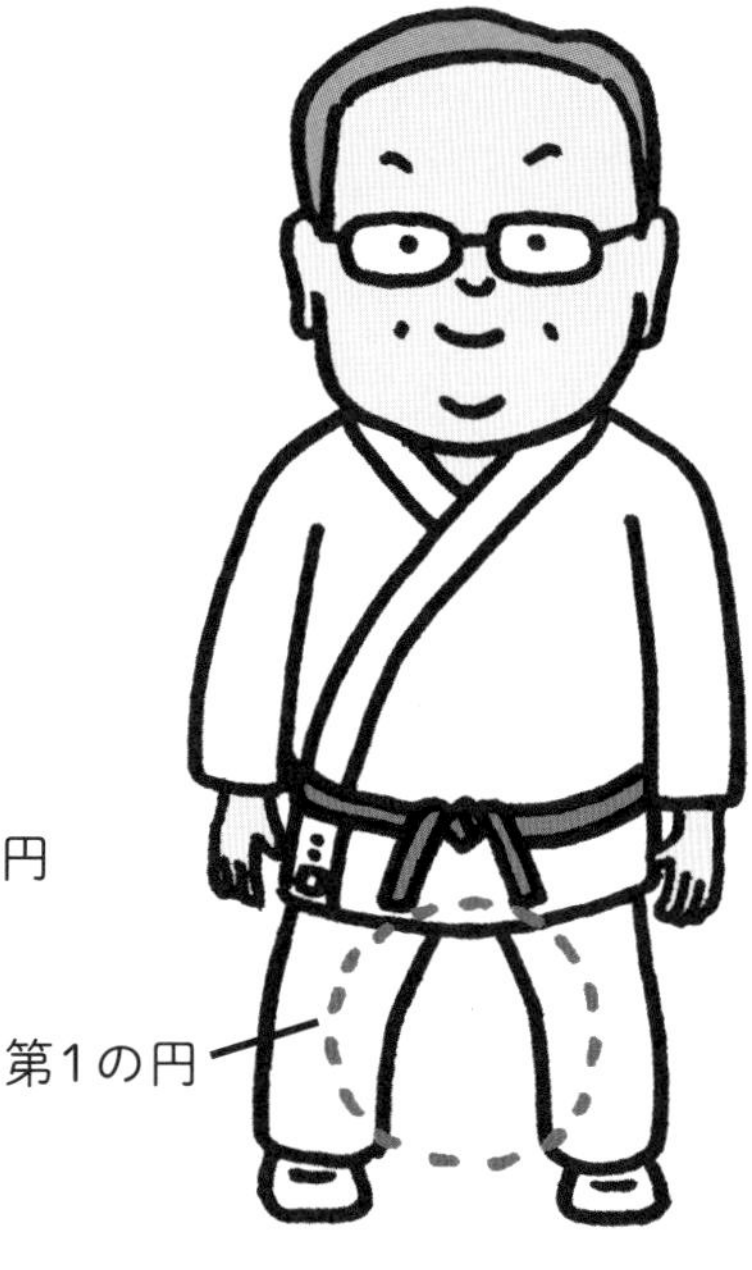

2 背中はのびのびと広げ、胸はゆったりさせます。この状態で両腕を上げ、胸の位置で木の幹を抱えるように円をつくります（第2の円）。

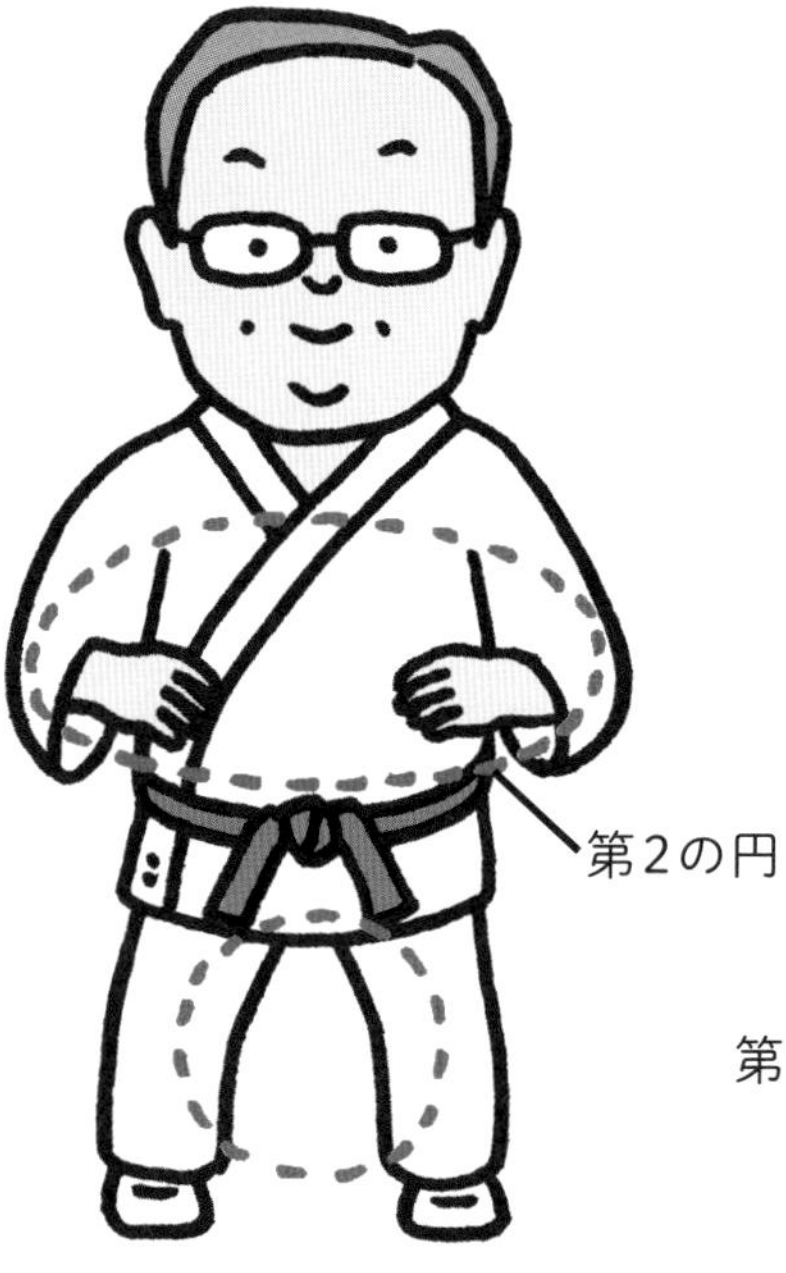

3 両手の指を曲げ、両手で大きめのボールを抱えるように円をつくります（第3の円）。

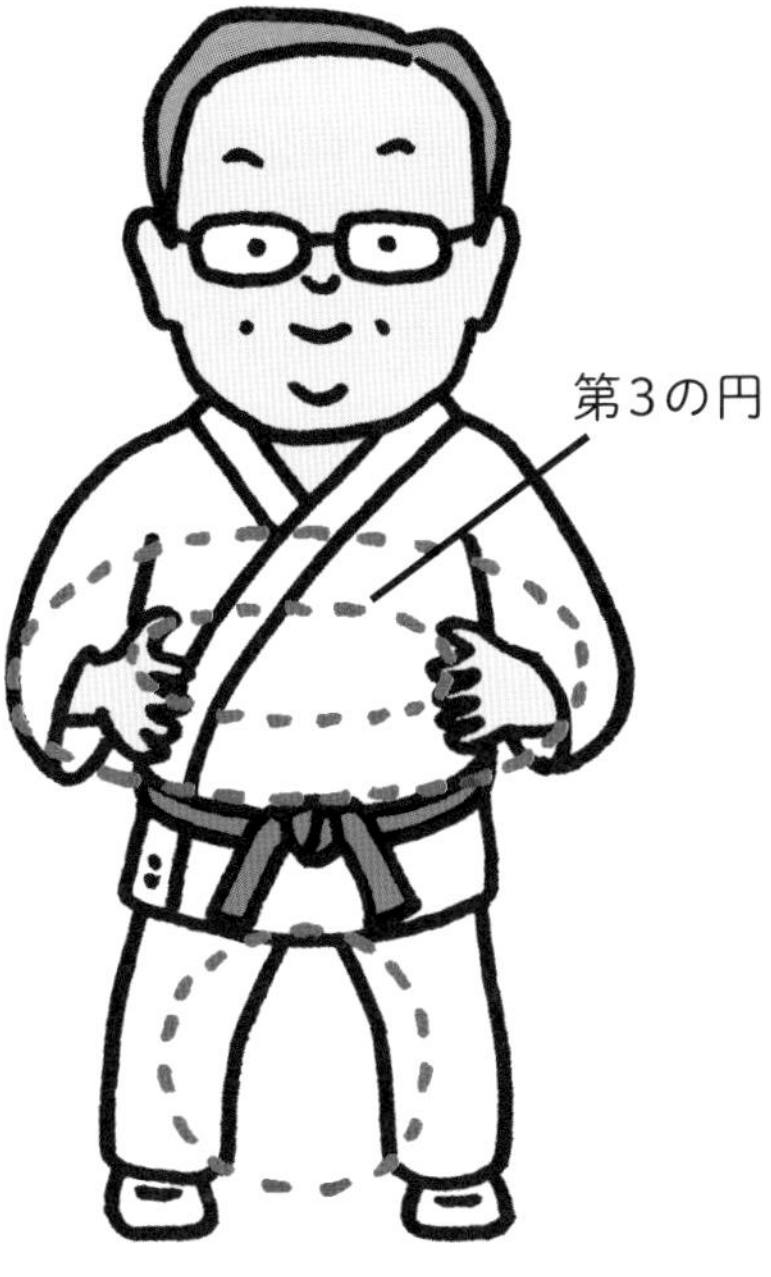

4 3つの円をつくった姿勢を保ちながら、呼吸に意識を集めて、ゆっくり吸う・吐くを繰り返します。

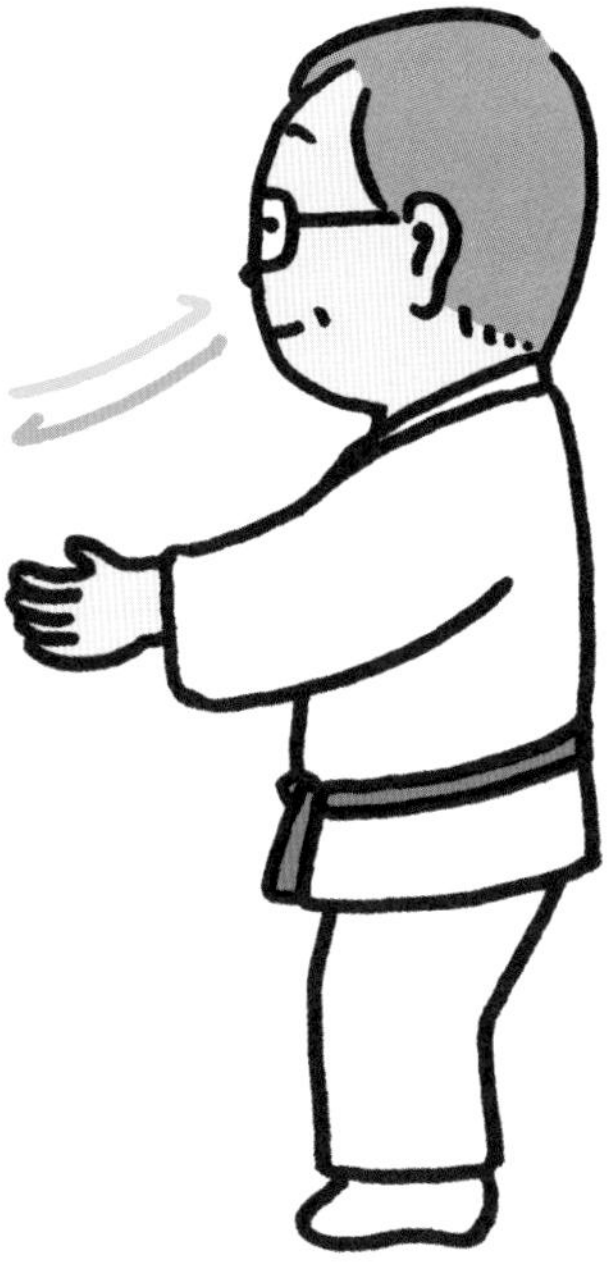

ここがポイント！

上半身はリラックス、下半身は丹田から気がみなぎった「上虚下実」の状態になることが大事です。

column

私の日々の養生

虚空と一体化する

人は虚空から来て、虚空に帰るのだと私は考えています。

虚空とはビッグバンを生み出した、何もない空間のことです。

気功の本質は、その虚空と交流することなのです。

私は2年に1度、中国の内モンゴル自治区にあるホロンバイル草原に行きます。

そこは四方八方、見渡す限りの水平線で、まさに虚空そのものといったところです。

ここで一度、太極拳を行ってみたところ、行うほどに自分が小さくなっていってしまう感覚に見舞われました。そのとき、「ああ、そうか。気功というのは、人が虚空と交流するためのものなのだ」と思い至ったのです。まさに虚空とのつながりを、体全身で実感したのです。

気功をはじめる理由は、健康になりたいとか、長生きをしたいとか、みなさんいろいろあると思います。もちろんどのような動機ではじめてもいいのですが、いったんはじめたら、そのような目的意識はさらりと捨てることです。

大いなる虚空とつながり、虚空と一体化することこそが気功の最終目標です。

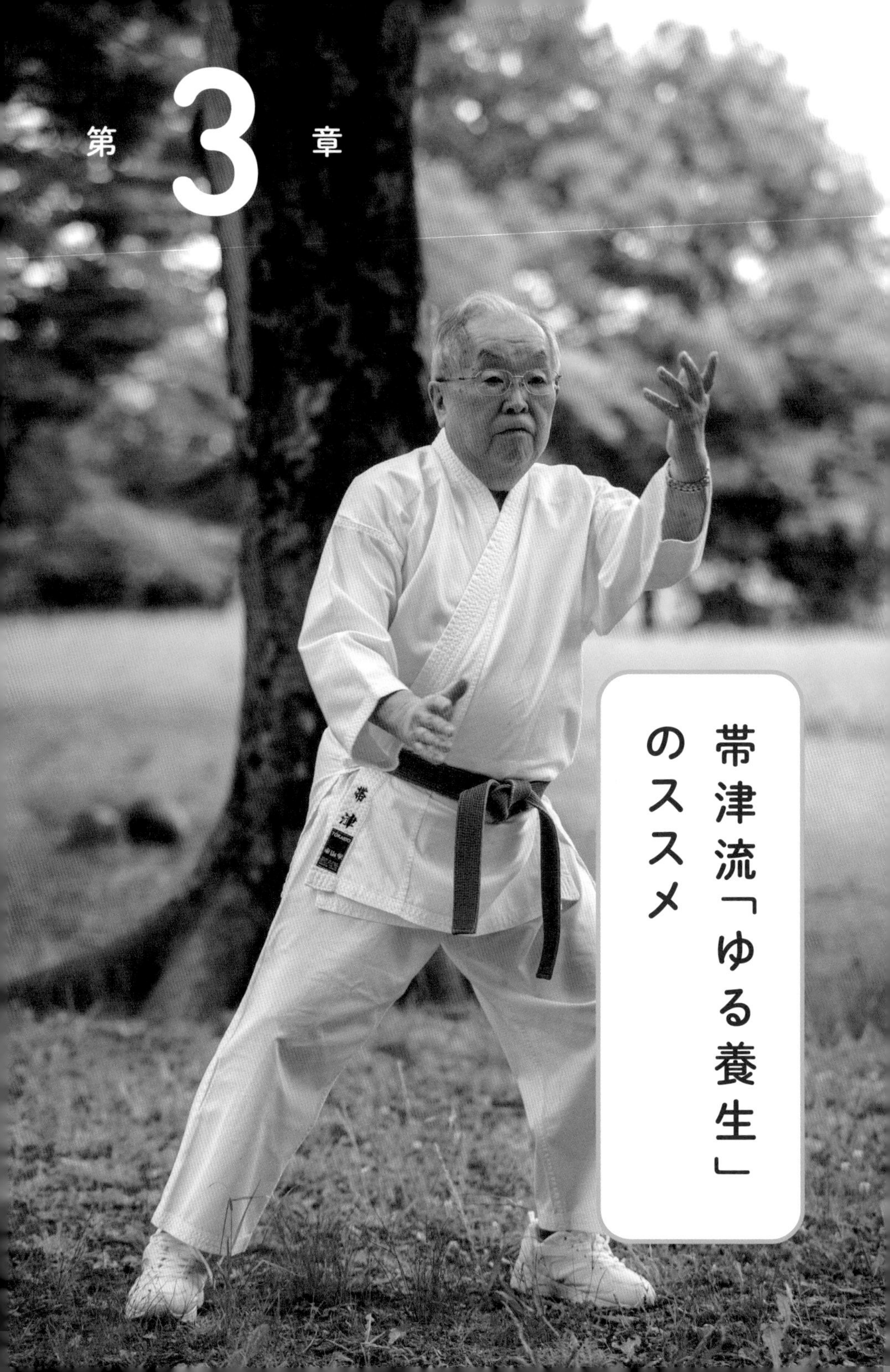

第3章

帯津流「ゆる養生」のススメ

朝の気功に夜の酒

ここで私の養生についての考え方を少々、お話ししたいと思います。

朝の気功に夜の酒――。

これぞ私の考える「養生」のすべてがつまった言葉です。

もとは江戸時代の俳人・山口素堂が詠んだ「目には青葉 山ほととぎす 初鰹」という俳句があって、これをもじって「目には青葉 朝の気功に夜の酒」としたのです。

「はじめに」で述べた通り、**私の理想は死ぬまで医師として働き、日銭を稼いで、晩酌をすること**です。この世の生を終えるその日まで、ときめきを持って生を輝かせたいのです。

そのために欠かせないのが「**養生**」です。本書で紹介している呼吸法も気功も養生にほかなりません。

「養生」というと「健康法」と一緒にされがちですが、私のいう養生は、健康法とは少々ニュアンスが異なります。

健康法は今の健康を維持するために行う方法で、大事なのは現状です。

一方、私の考える養生とは、自らの「いのちのエネルギー」を日々高める生き方のことです。単なる健康法よりも未来志向なのです。

いのちのエネルギーとは何か？

では「いのちのエネルギー」とはなんでしょうか。

私は若いとき、食道がんを専門とする外科医として、明けても暮れても手術に追われていました。そのころ、いつも疑問に感じていたことがあります。

手術で開腹をすると、臓器と臓器の間に「空間」がたくさんあるのです。この空間は真空ではないし、空気もない。文字通り「何もない」のです。

あるとき、ふと**「この隙間にこそ、生命の本質ともいえるエネルギーが潜んでいるのではないか」**と思いました。

つまり、それぞれの臓器と臓器はこの「隙間」を通じてつながっており、この「隙間」によって、体としての秩序が保たれているのではないかと気づいたのです。

中国医学では「陰陽五行説」にのっとって、すべての臓器を五行（木、火、土、金、水）に分け、それぞれの関連性を病気の治療に利用しています。

臓器の隙間にある空間には目に見えないネットワークが張り巡らされており、臓器同士、あるいは細胞同士で交信しあっているのではないかと私は考えたのです。

この臓器と臓器の間にあり、生命の大もとをつかさどる隙間を、私は「**生命場**」と名づけました。心臓も肝臓も腎臓もこの生命場の中にあり、それぞれの臓器は「場の状態」に大きく影響されます。

であれば「**健康の源**」**は生命場にある**わけです。

そしてこの**生命場を高めるものこそが**「**いのちのエネルギー**」です。

人間は年齢とともに老化し、顔にシワができたり、白髪が生えたりします。

しかし「**いのち**」**は衰えることはありません。**

なぜなら「いのち」はエネルギーだからです。

日ごろからいのちのエネルギーを高めていれば、体はもともと持っている自然治

癒力を発揮し、元気に過ごすことができるのです。

そして「いのちのエネルギー」を高めるものこそが、私の考える「養生」なのです。

人はなぜ病気になるのか

ところで、人はなぜ病気になるのでしょうか。

いのちの源は「生命場」にあると述べましたが、東洋医学的にいえば、この生命場が乱れることによって病気が起こります。

生命場には一定の秩序があって、それが暴飲暴食やストレスで乱れたとき、不調となって現れます。

多少の乱れであれば、自らの持つ自然治癒力によってもとに戻すことができますが、**あまりに乱れ方が大きいと、自力ではどうにもならなくなってしまいます。**

それが**病気という状態**です。

であるならば、**健康において何より大切なのは、生命場の秩序を保ち、バランスを整えること**です。

そしてそのバランスを整えるものが「**養生**」なのです。

帯津流「攻めの養生」とは

老いても内なるエネルギーを高める

養生といっても「体をいたわって病を未然に防ぐ」などという消極的なものではいけません。**年を重ねるごとに、いのちのエネルギーを高め続けるという、「攻め」の姿勢**が必要です。

フランスの哲学者ベルクソンは『生命の躍動』が創造的進化をうながす」と語っています。生命の躍動によって、内なるいのちのエネルギーが煮えたぎり、それが体の外にあふれだすとき、私たちは歓喜に包まれるとベルクソンは言うのです。そしてその歓喜はただの快楽ではなく、創造をともなっているといいます。

生命の躍動、歓喜、創造。

これこそが「攻めの養生」の目指すところです。

年をとれば肉体は老化しますが、いのちのエネルギーは日々高めることができます。そしていのちのエネルギーが高まれば、健康になるだけでなく、**小さなことにくよくよすることなく、大局を見て生きられる、スケールの大きな人間**になれます。年齢とともにいのちのエネルギーを高めていけば、より充実した、すばらしい人生が送れるのです。

「攻めの養生」の3つの要素

攻めの養生のためには、次の3つの要素が必要となります。

「心の養生」
「食の養生」
「気の養生」

「心の養生」はひと言で言えば、**「ときめき」を持ち、どこまでもいのちのエネルギーを高め続けること**です。これは第5章でお話しします。

「食の養生」は**大地のエネルギーを含んだ旬のもの、地場のもの、そして好きなものを少量、ときめきをもって食べること**です。

「好きなものを食べていいのですか?」と思われるかもしれませんが、ステーキでもかつ丼でも好きなものを食べることで、いのちのエネルギーは大いに高まり、自然治癒力が上がると私は考えています。そして私にとってはお酒も養生です。これも詳しくは第4章で解説しましょう。

3つめの「気の養生」。**宇宙の気を体に取り入れ、いのちのエネルギーを高めること**です。本書で紹介する呼吸法と気功がこれに該当します。

いのちのエネルギーを高めるのに欠かせない「心の養生」「食の養生」「気の養生」、これを私流に、

「目には青葉　朝の気功に　夜の酒」

と表現しているのです。

72ページからは、私も長年続けている中級編の気功を紹介します。誰でもわかりやすいよう、少し我流にアレンジしています。前章の初級編が物足りなくなったら、ぜひやってみてください。

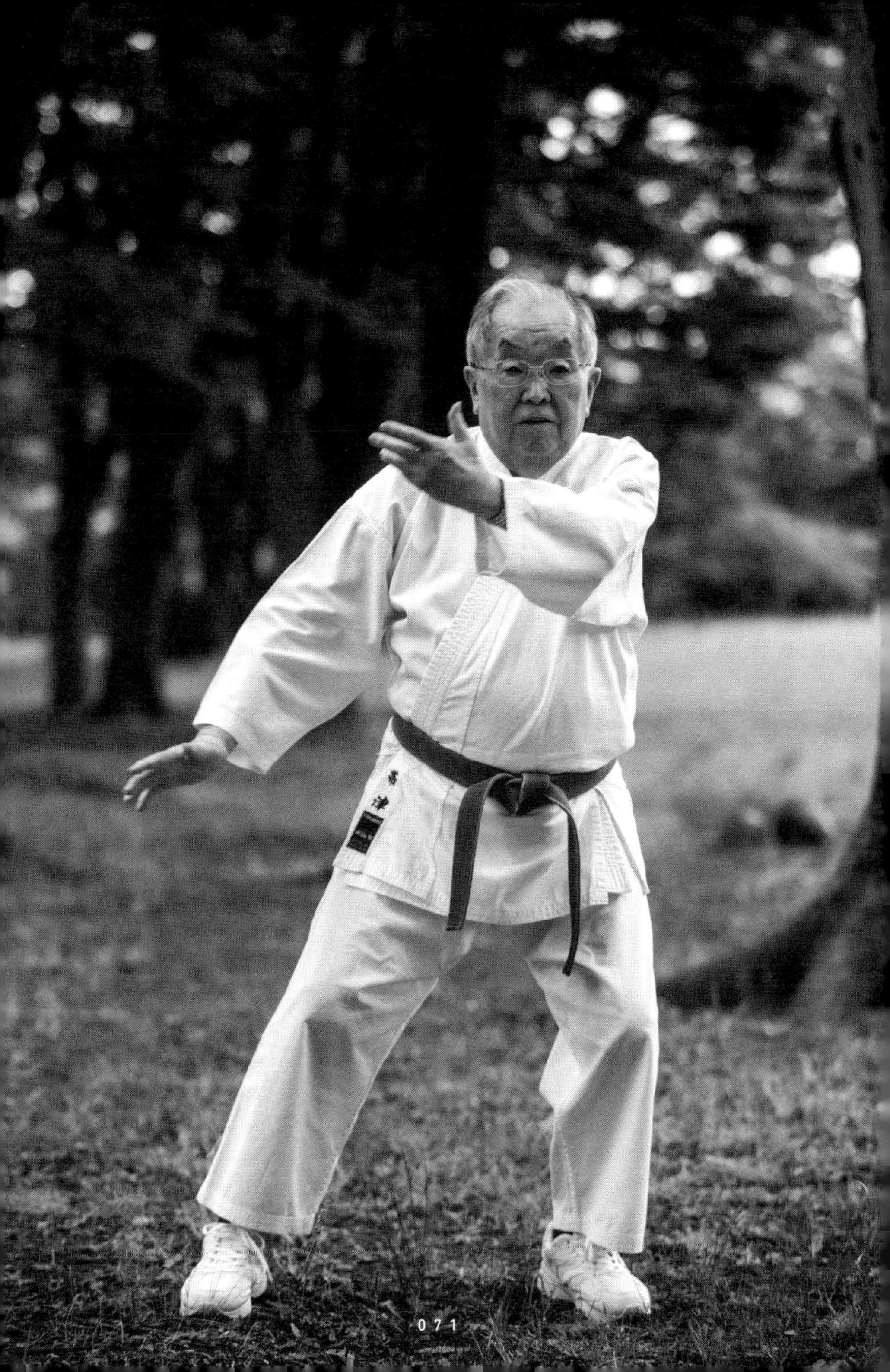

気功
中級編
1

足腰を鍛え、関節を柔らかくする

野《いぇ》馬《ま》分《ふぇん》鬃《ぞん》

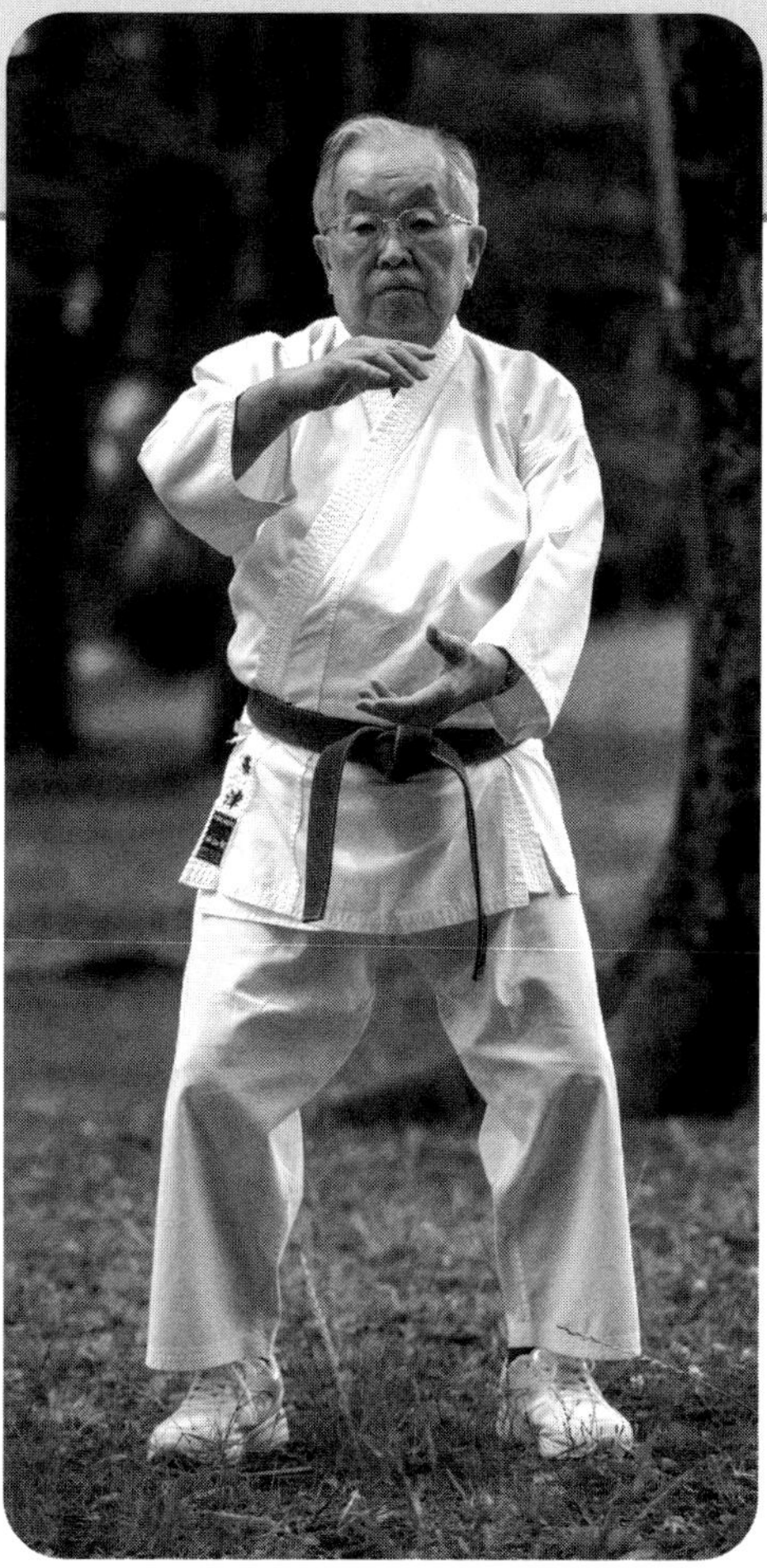

野馬のたてがみを分け開くような動きです。両手でかき分けながら、前に進みます。

重心を左右に移動させることで足腰が鍛えられ、関節が柔軟になります。

動きを覚えるまでは、少し難しく感じるかもしれませんが、できるだけなめらかな動きを心がけて行いましょう。

気功
中級編
1

やってみよう Let's do it!

野馬分鬃

1 右手を上、左手を下にして胸の前でボールを抱えるようにします。

2 ボールを抱えたまま、重心を右足に移しながら、左足のつま先を右足に引き寄せます。

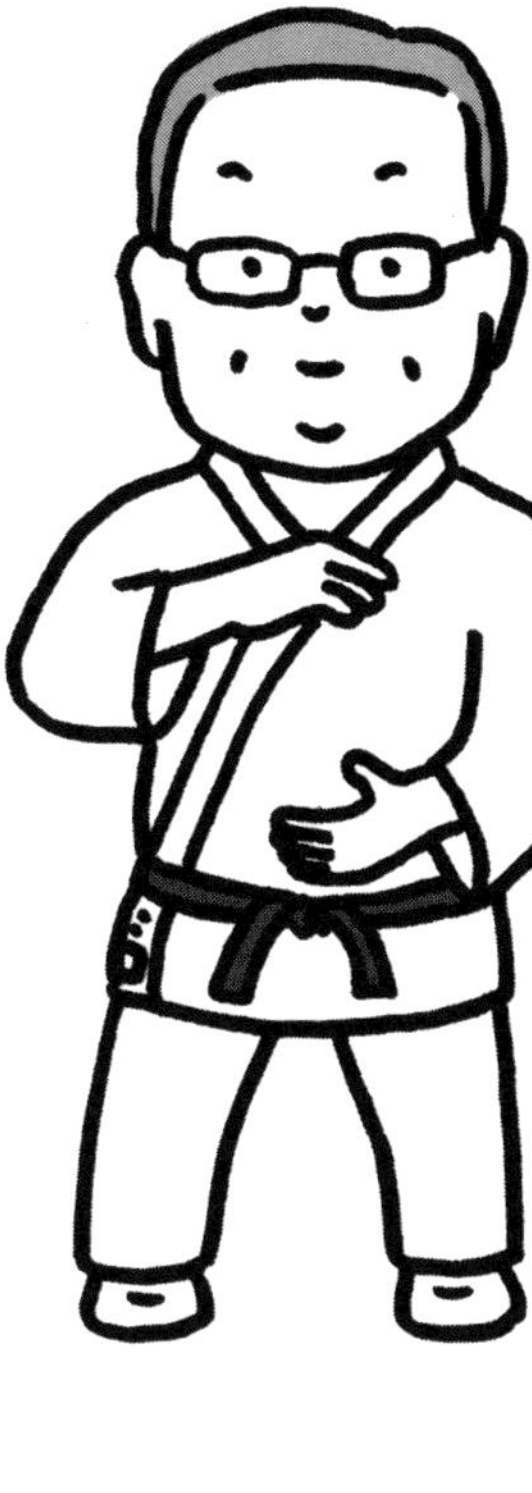

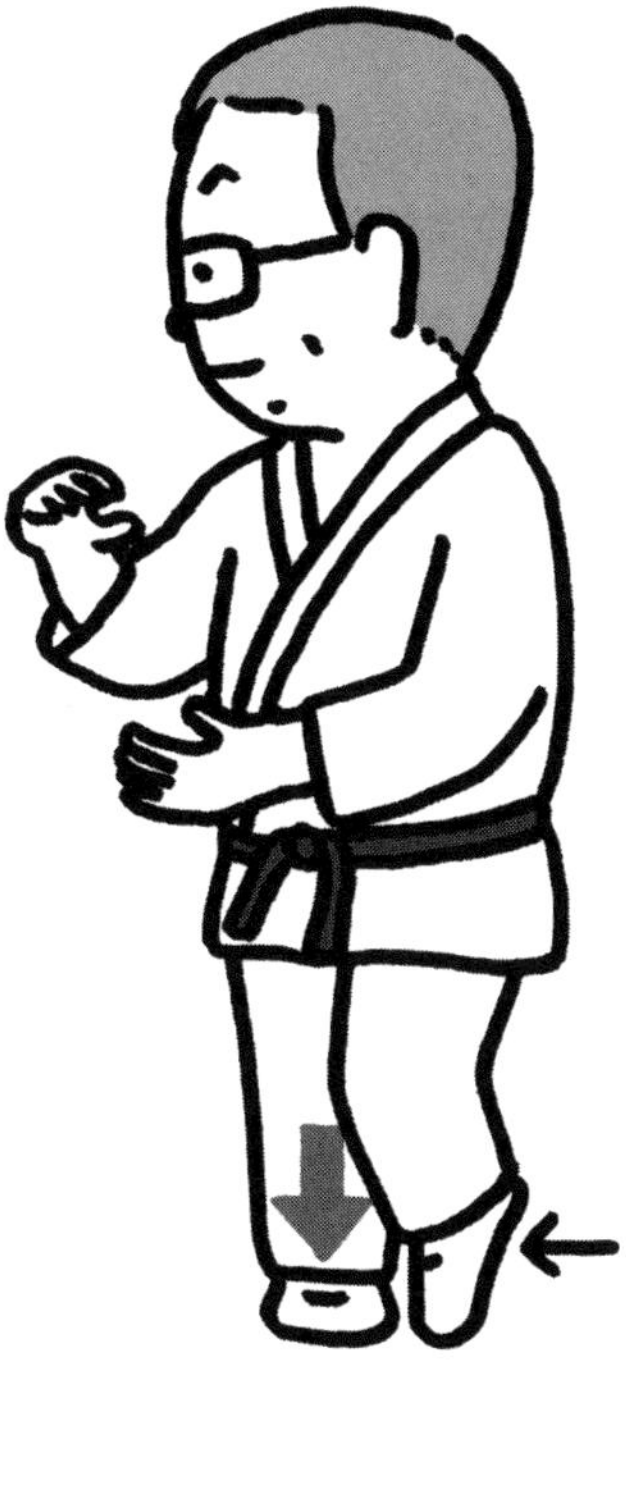

3 左足をかかとから左斜め前に踏み出しながら、腰を左に回します。重心は右足に置いたままです。

4 左足に重心を移しながら、たてがみをかき分けるように左手を前に出し、右手を下げます。両足はかかとまでしっかり床につけます。

5 そのまま重心をゆっくり右足に移し、左足のつま先を上げ、かかとを床につけます。

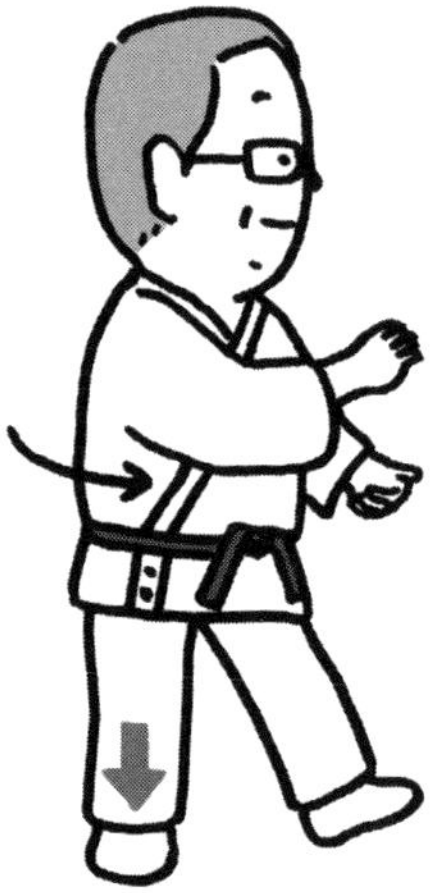

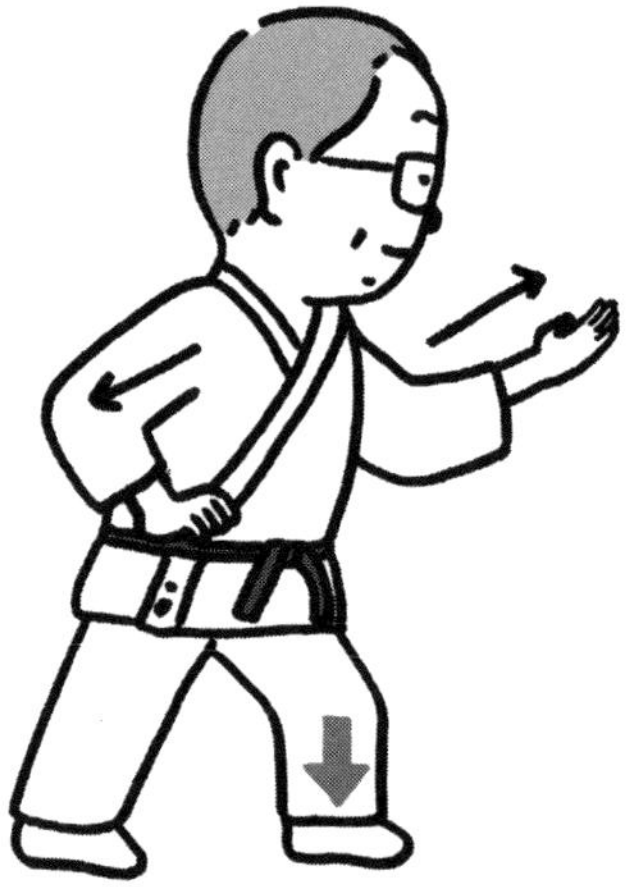

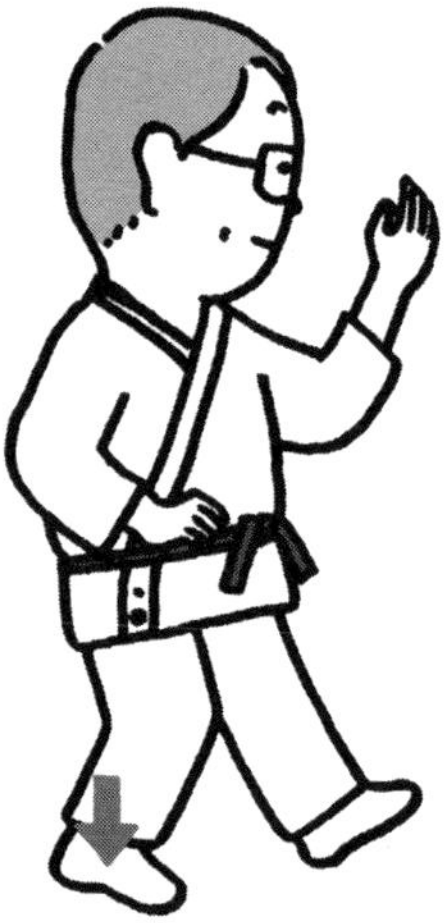

ここがポイント!

左のつま先は正面より外側に90度開きます。

6 左足に重心を移しながら、右足のつま先を左足に引き寄せます。同時に左手を上、右手を下にしてボールを抱えます。2と左右が逆のポーズになります。

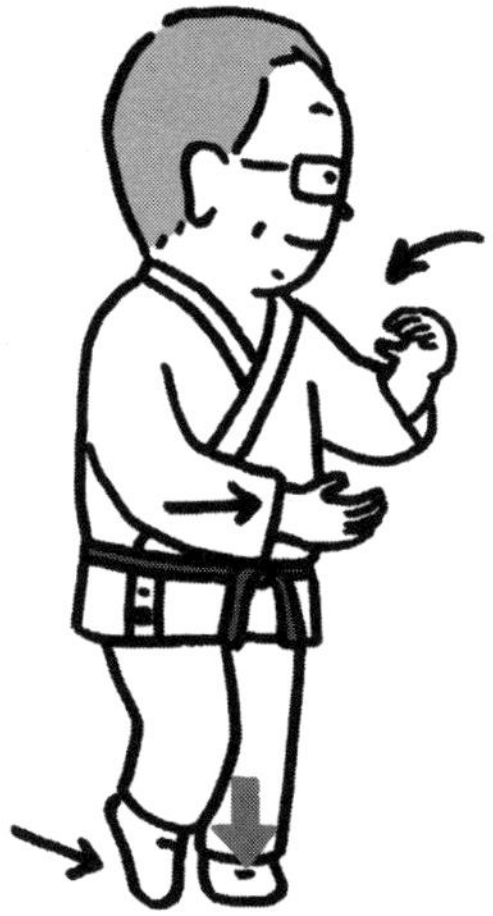

7 右足のかかとから右斜め前に踏み出しながら、腰を右に回します。重心は左足に置いたままです。

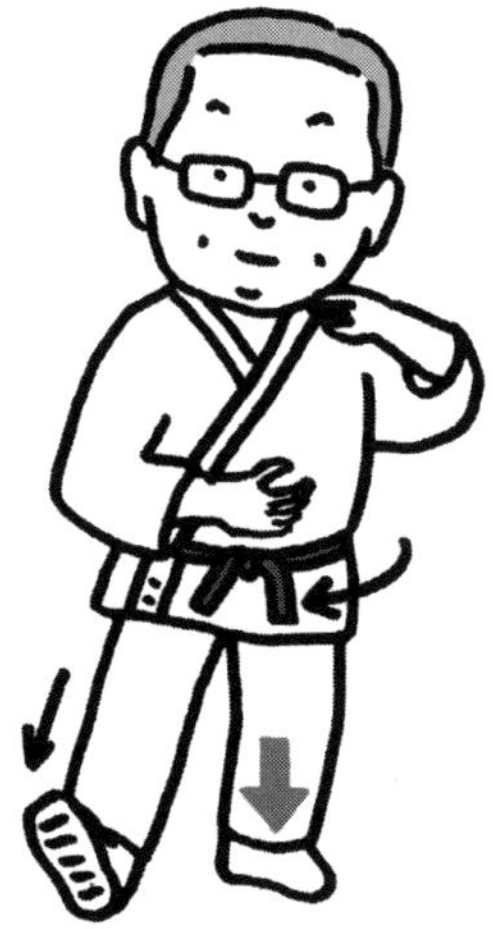

8 右足に重心を移しながら、たてがみをかき分けるように右手を前に出し、左手を下げます。両足はしっかりかかとまで床につけます。

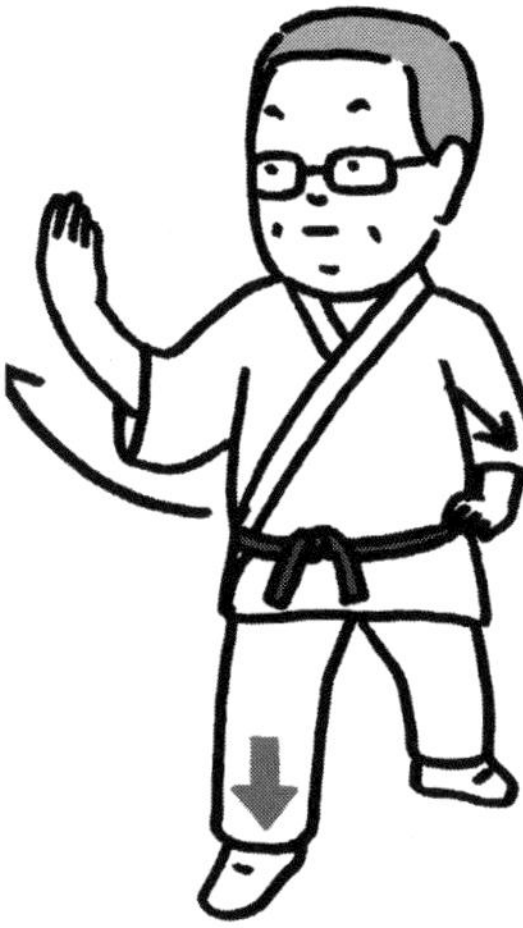

9 そのまま重心をゆっくり左足に移し、右足のつま先を上げ、かかとを床につけます。

10 1〜9を繰り返します。

ここがポイント！

重心をしっかり移動させましょう。

気功
中級編
2

頭を使う全身運動で認知症予防にもなる

倒《だお》捲《じゅあん》肱《ごん》

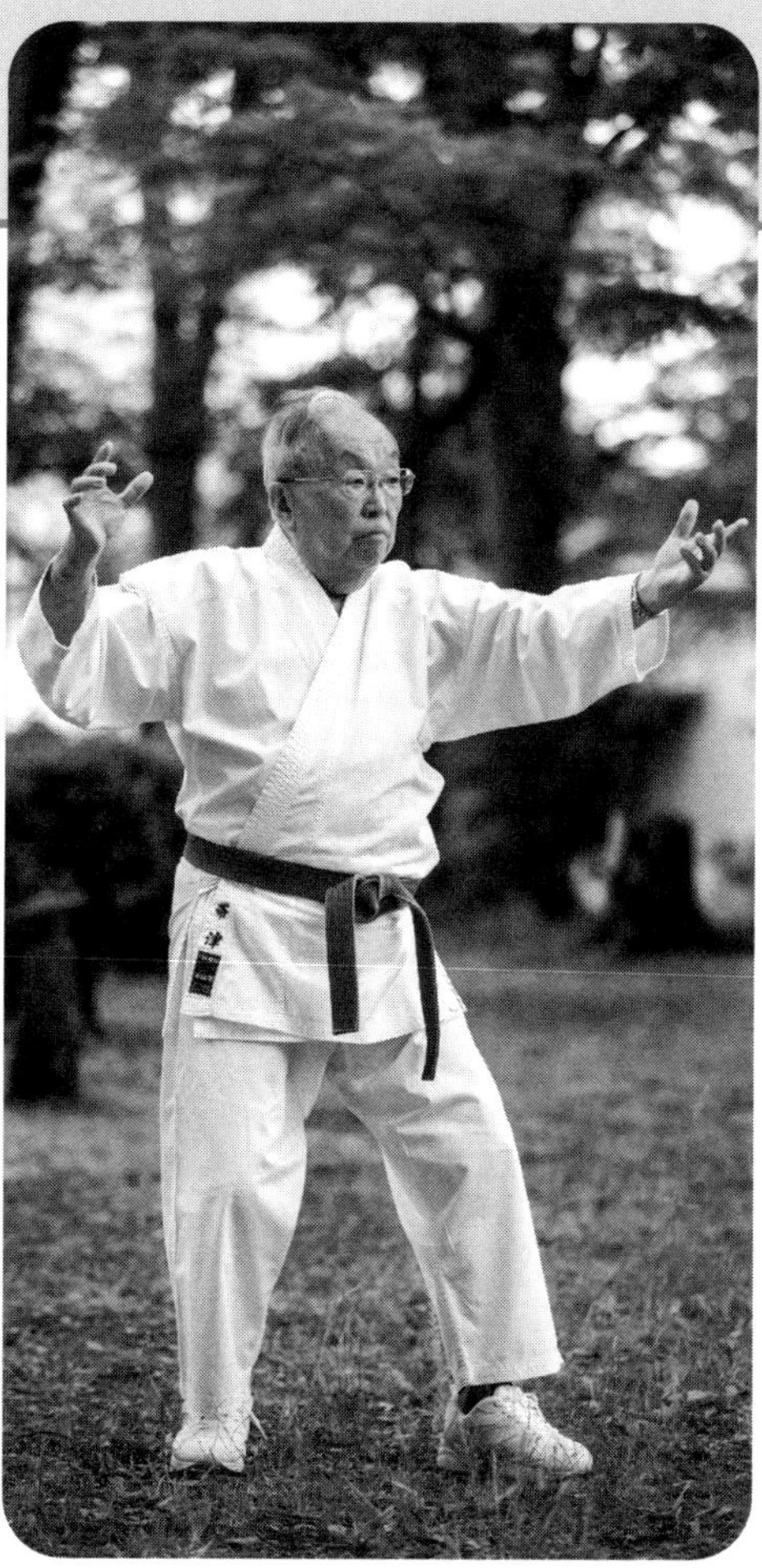

腕を回しながら後ろに歩みを進める動きです。

腕を大きく回すことによって、肩こりや肩の痛みを和らげ、肩関節や肩甲骨の可動域を大きくすることができます。

また、後ろに歩くことで足腰も鍛えられます。普段使わない筋肉を使うため、脳にもよい刺激が伝わるでしょう。

気功
中級編
2

やってみよう Let's do it!

倒捲肱

1 下の体勢からスタートします。上体を右に回しながら、両手を体の前に持っていきます。

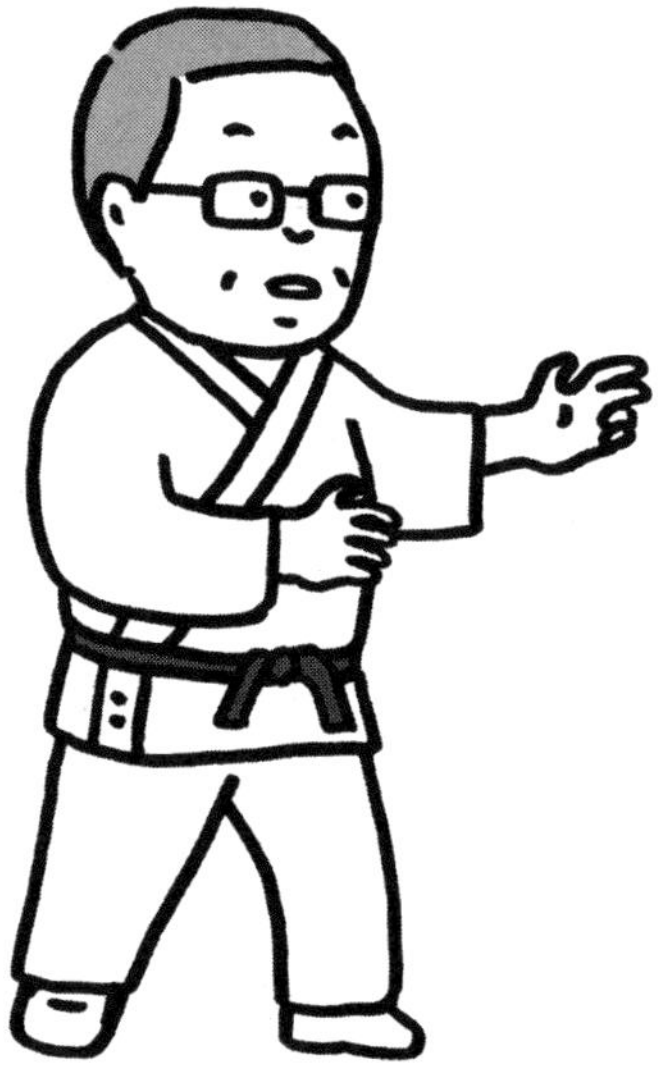

2 両手は内回しで円を描くようにしながら、左右に開きます。目線は右手の指先に向けます。

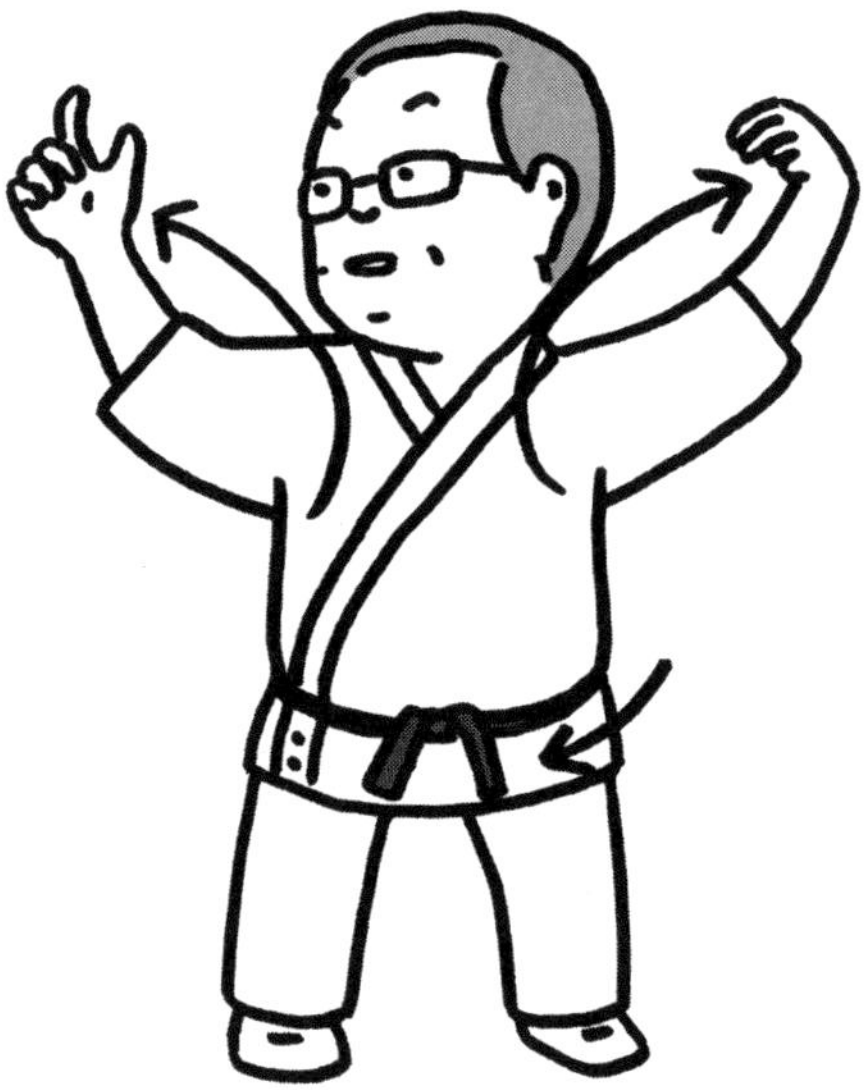

ここがポイント！

肩の力を抜き、腕はゆったりと自然に開きましょう。

3 開いた両手を下げながら、左足を一歩後ろに引きます。

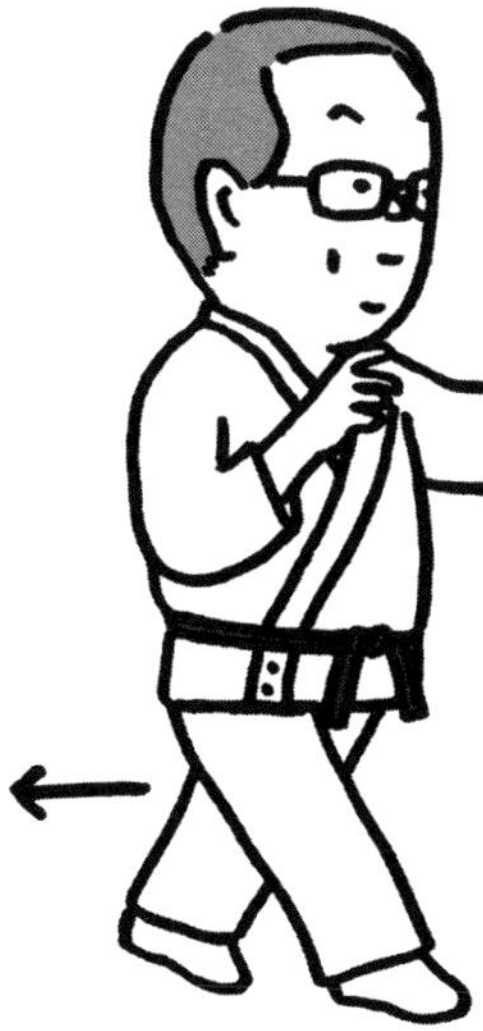

4 左足はつま先から着地し、同時に、右手を前に突き出し、左手はひじを引きます。重心は左足にかけ、右足のつま先は体の正面に向けます。左足は体と平行です。

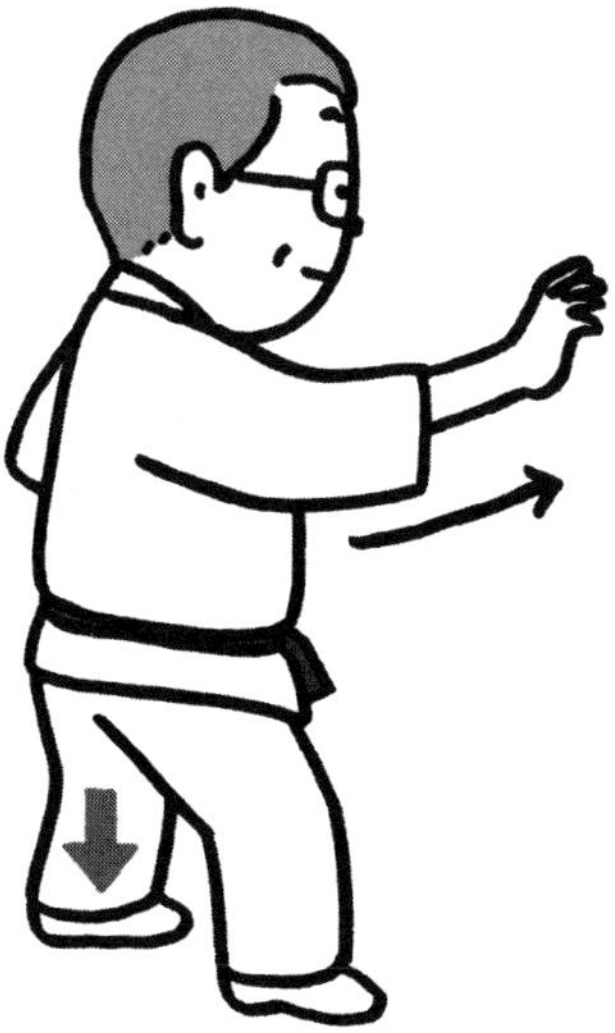

ここがポイント！

膝を軽く曲げ、重心を軽く落とします。

5 上体を左に回しながら、両手は内回しで円を描くように左右に開きます。目線は左手の指先に向けます。

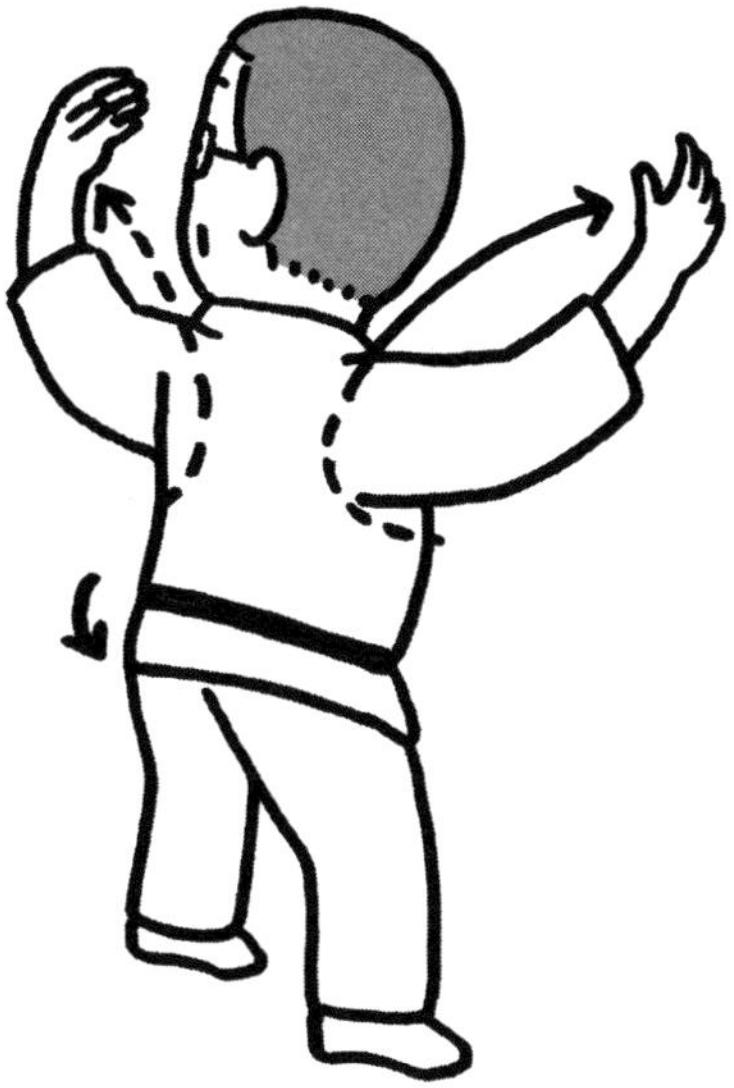

6 開いた両手を下げながら、右足を一歩後ろに引き、つま先から着地します。同時に左手を前に突き出し、右手はひじを引きます。

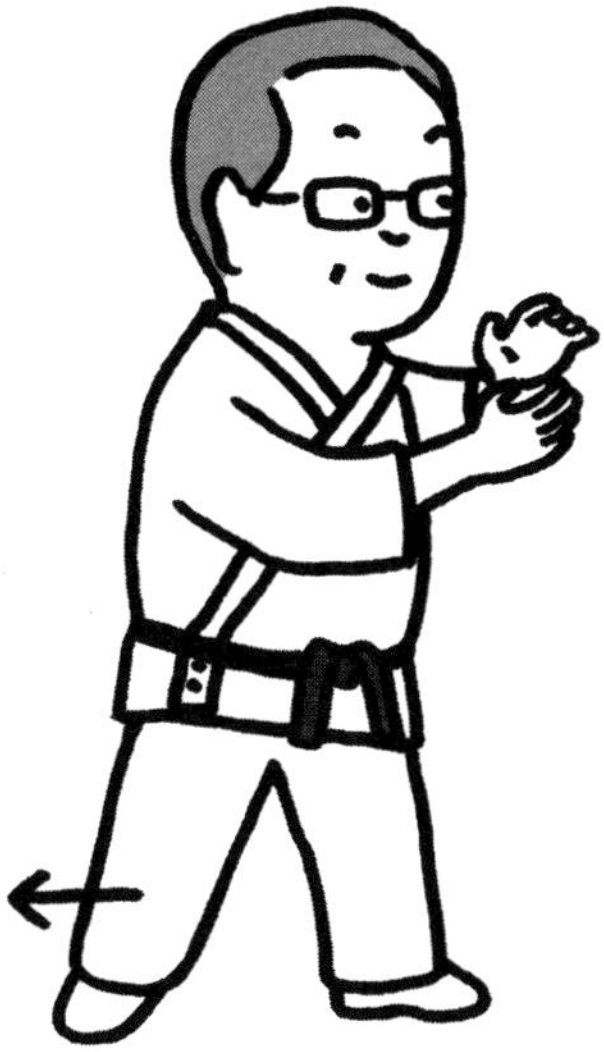

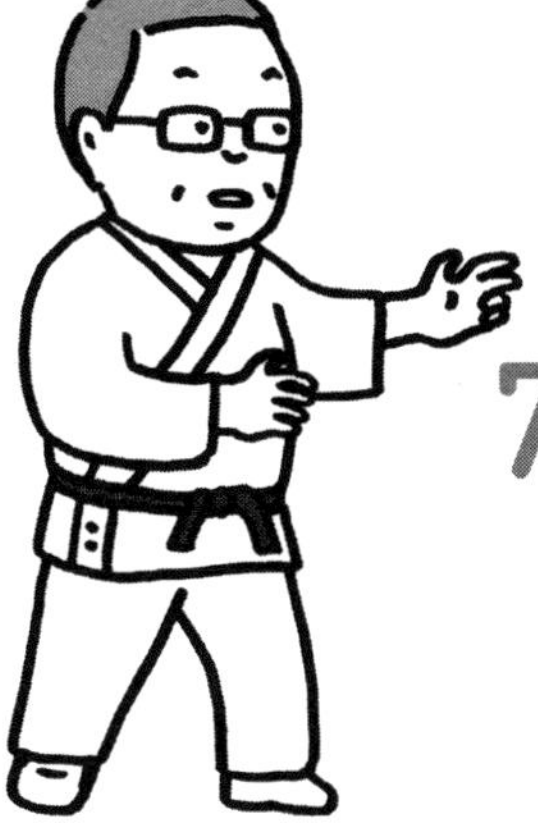

7 1の姿勢に戻ります。1～6を繰り返します。

気功
中級編
3

手足の関節を柔らかくする

雲《ゆん》手《しょう》

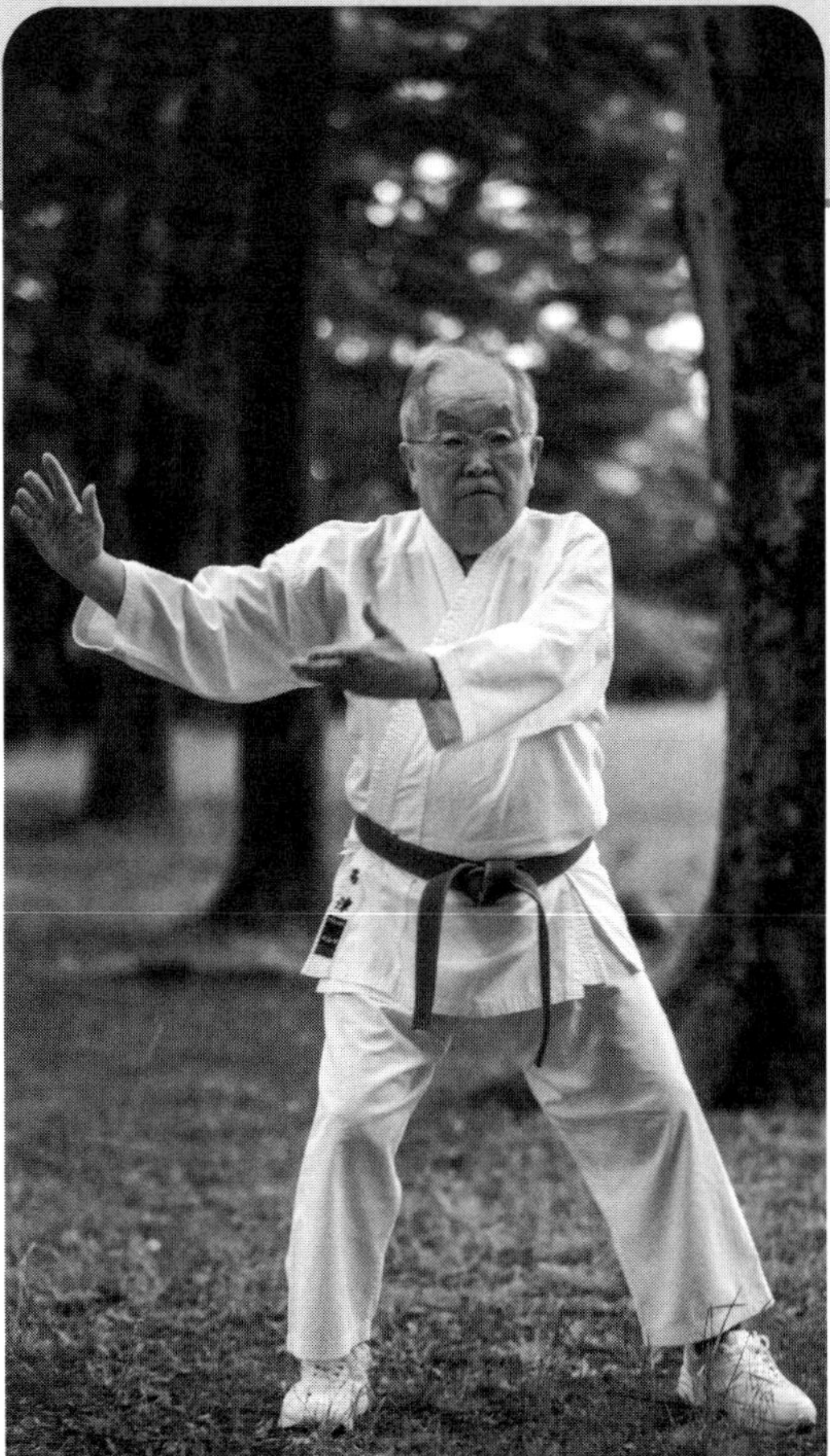

手足を、雲が流れるように、ふんわりと動かす気功です。

両手で交互に円を描くようになめらかに動かしながら、重心を移動させて横に移動していきます。

難しくない動きですが、手と足のタイミングが大事です。筋肉、関節がほぐれ、体が柔らかくなっていきます。

気功
中級編
3

やってみよう Let's do it!

雲手

1 膝を軽く曲げ、両足を開いて立ちます。両腕も開き、目線は左へ向けます。

2 手を回しはじめます。左手を体の前で大きく回しながら、右足に重心を移します。

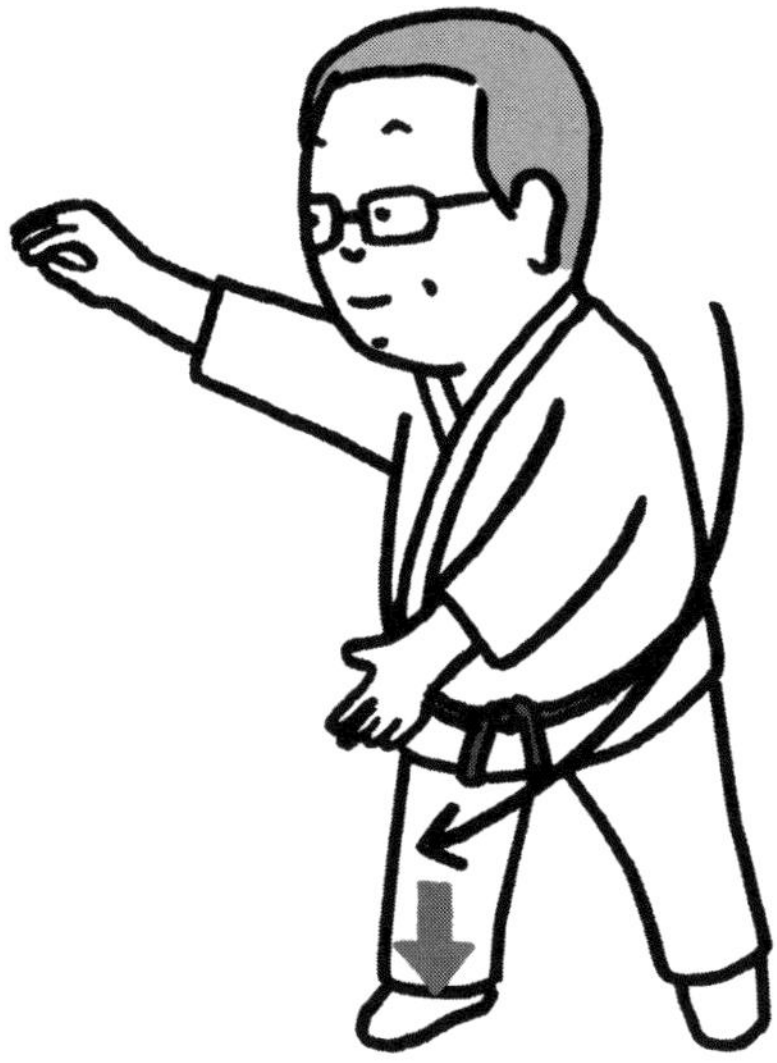

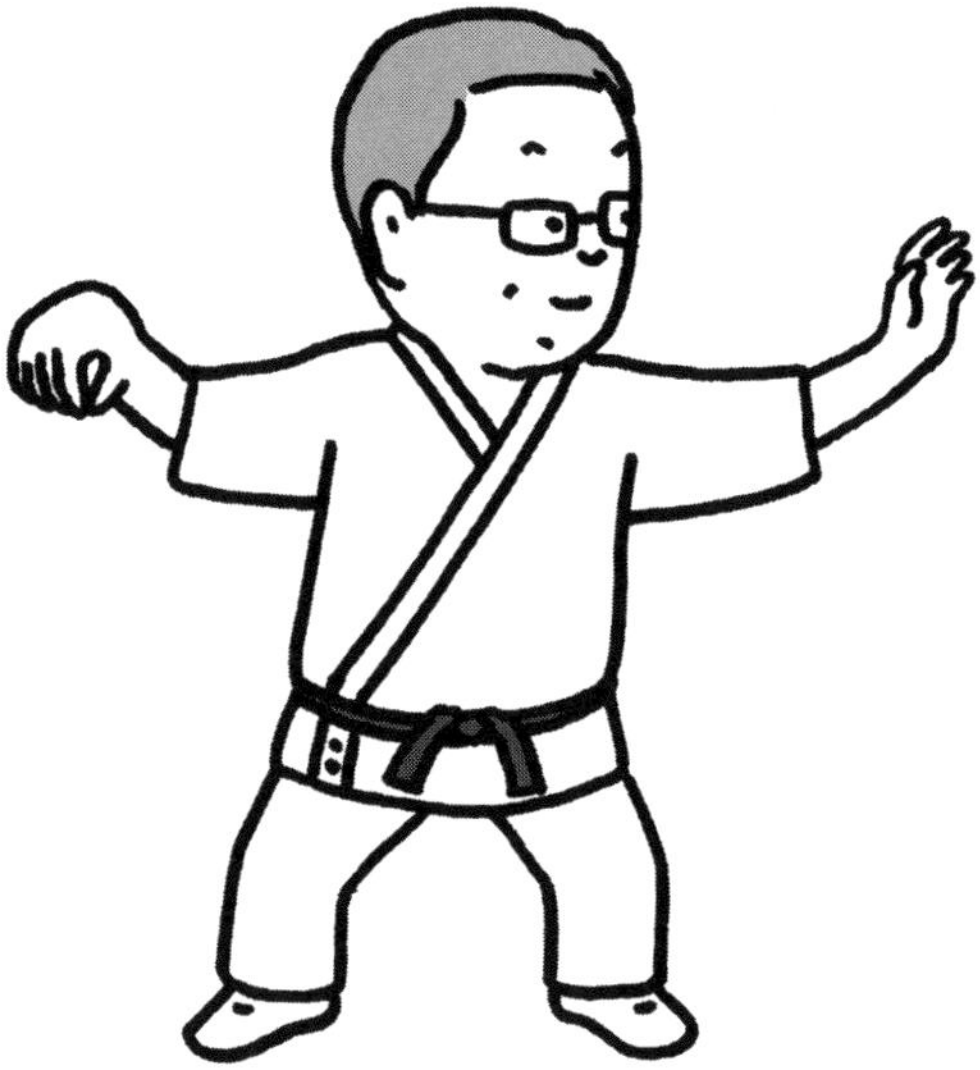

ここがポイント！

両手を体の前で交互に内巻きに回す動きです。

3 左手が上にきたタイミングで右手を回しはじめます。同時に右足を左足に引き寄せます。

4 両手を回しながら、右足に重心を移します。

5 右手が上にきたタイミングで、左手を回しはじめます。同時に左足を横に一歩踏み出します。

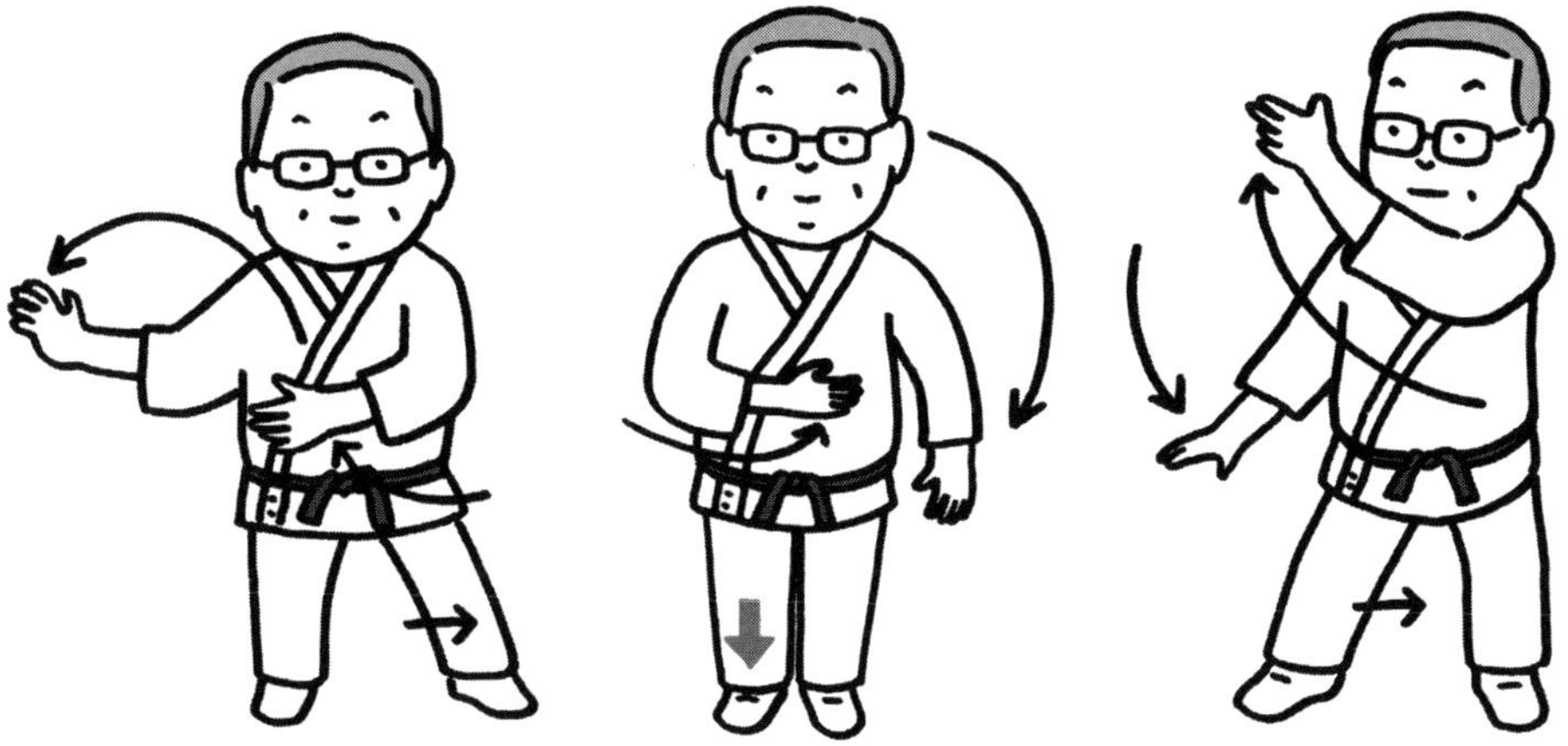

ここがポイント！

手は雲の流れのようにふんわりと動かしましょう。

6 左手が上にきたタイミングで、右手を回しはじめます。同時に右足を左足に引き寄せます。

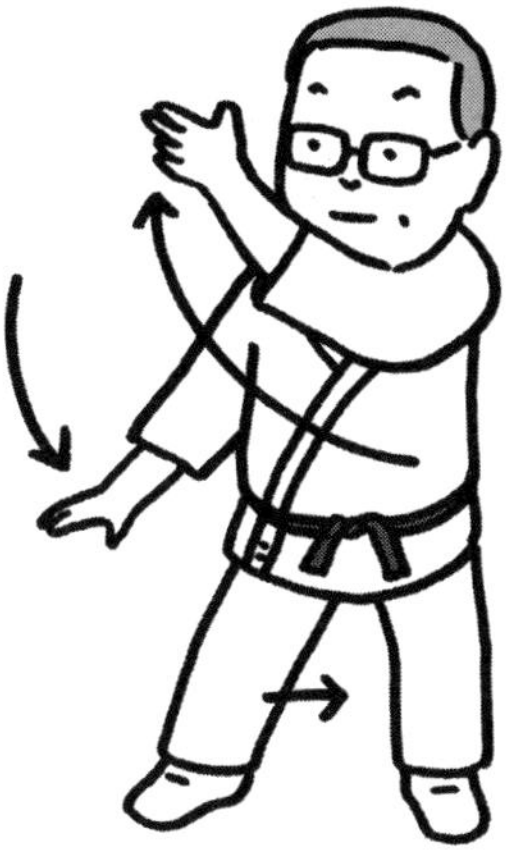

7 両手を回しながら右足に重心を移します。

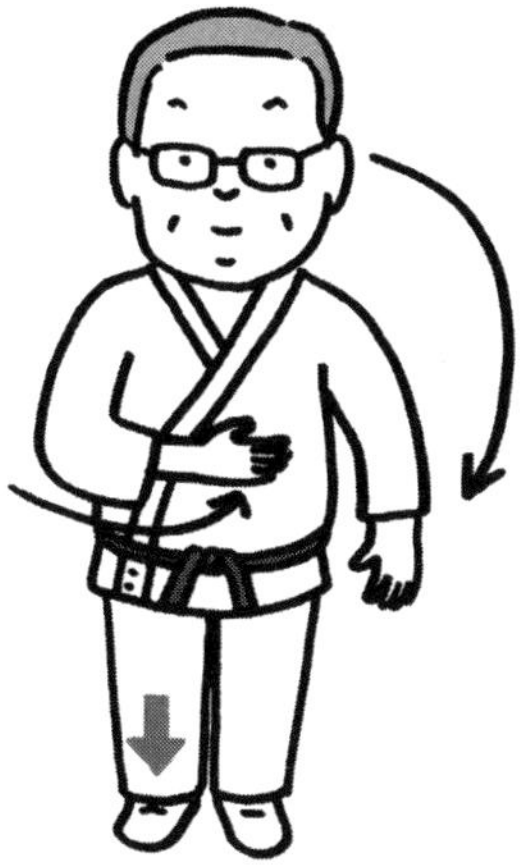

8 5～7をもう一度繰り返し、左足を横に踏み出しながら、1のポーズに戻ります。

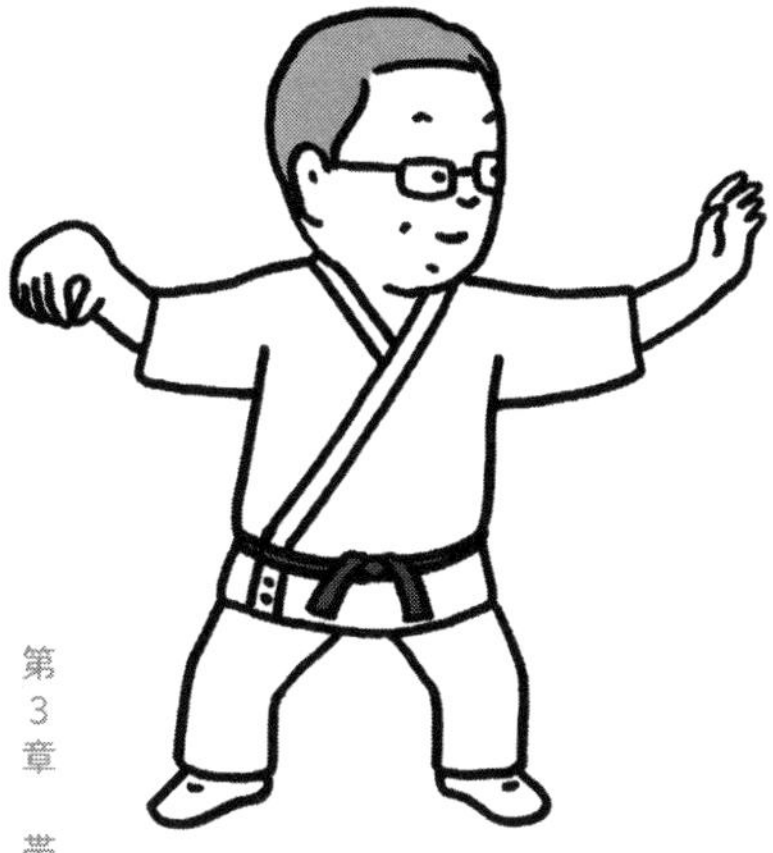

column

私の日々の養生

「あん肝」を食べ過ぎて「医者の不養生」に

数人であんこう鍋の専門店に行ったときのこと。私はあんこう鍋も好物ですが、あん肝が大好きなのです。

大きなあん肝のステーキが出てきて、食べてみたら実にうまい。食べない人がいたので私はその人の分までいただいてしまい、大満足でした。

ところが2日後、突然左の足首が痛くなりました。見ると赤く腫れ上がっています。同僚の内科医に見てもらったら「痛風の発作」との診断でした。

あん肝に含まれるプリン体が尿酸値を上昇させ、痛風を引き起こしてしまったのです。2枚も食べなければと後悔しましたが、時すでに遅し。まさに「医者の不養生」です。再発防止のためには、ずっと服薬する必要があるというのです。

薬を飲まずに食事療法で再発を抑えることができないか調べましたが、アルコールの制限が厳しい。日本酒なら1合、ビールなら中瓶1本、ウイスキーならストレート1杯だというのです。酒を愛する人間としては、これでは飲んだ気になりません。

以降、薬を飲んでアルコールは好きなだけ飲んでいます。これを30年続けていますが、問題ありません。たまにはあん肝も食べますが、一人前です（笑）。

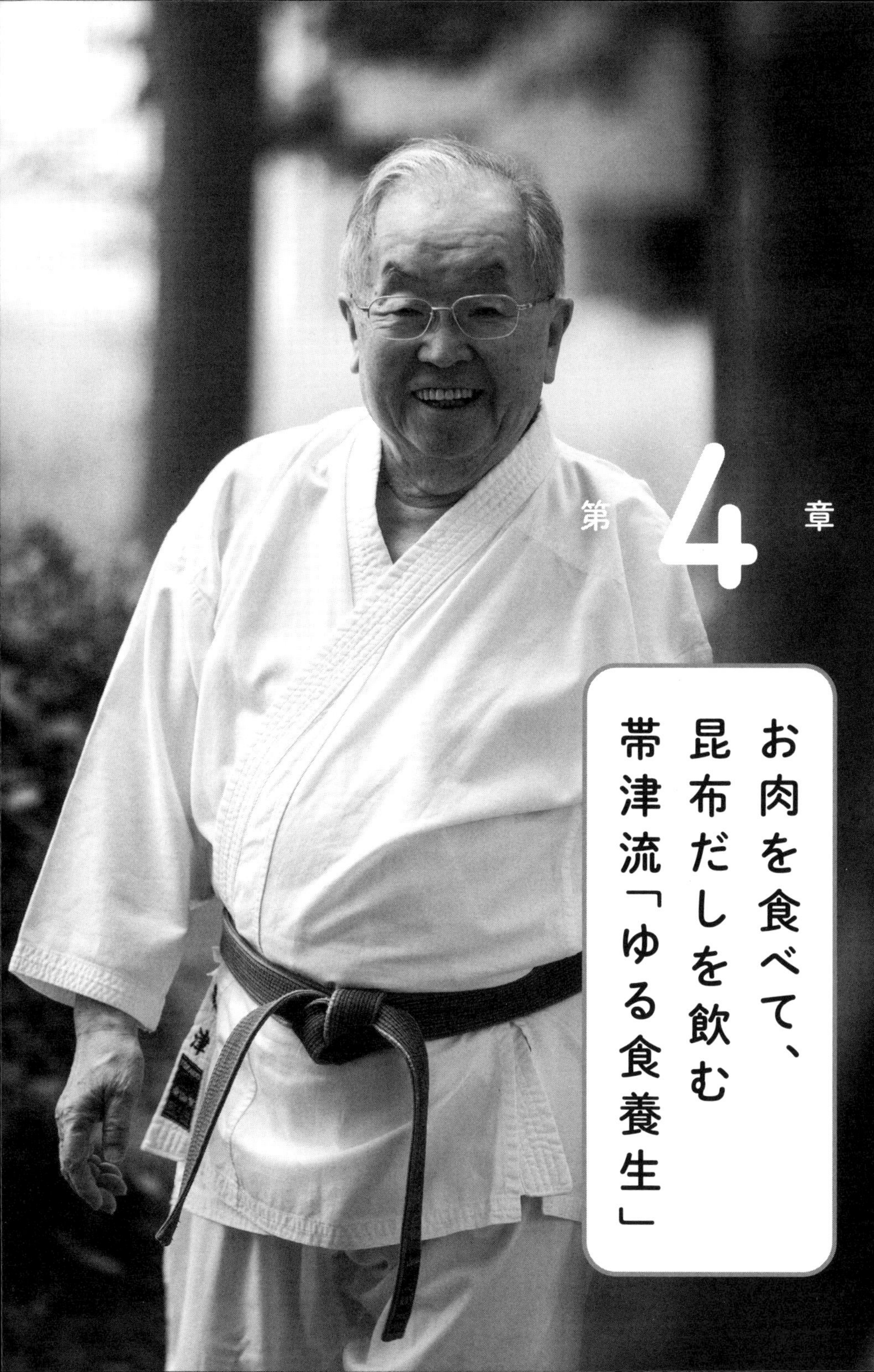

第4章 お肉を食べて、昆布だしを飲む帯津流「ゆる食養生」

「何を食べればいいのか」私がたどりついた結論

「納豆が体にいい」

「○時間断食をするとやせる」

「○○という油がコレステロールを下げる」

世の中には健康食についての情報があふれています。まさに百花繚乱といったところです。

私も玄米菜食や漢方入りのお粥など、いろいろな食品や食べ方を試してきましたが、結果としてある「結論」にたどりつきました。

それは「**万人に向く食養生はない**」というものです。

納豆も断食も合う人もいれば、合わない人もいるわけです。

では、どうすればいいのでしょうか。

「好きなものを少しだけ食べる」

これが後述する貝原益軒にならって、私が行きついた食養生の基本です。実にシンプルでしょう。

食養生においても最も大事なことは「**ときめき**」です。

大地のエネルギーを含んだ旬のもの、地場のもの、好きなものを、ときめきながら少量食べることが一番の食養生だと思っています。

いくら好きなものであっても食べすぎはよくないので、「好きなものを少量」と言っているのです。

あれは体に悪い、これは栄養がないなどと理屈で考えるのではなく、そこにときめきがあるのなら、ステーキを食べてもいいし、うなぎを食べてもいいのです。

患者さんにも「『自分の食はこれでいくのだ』という理念を築いてくださいよ」と話しています。

私の友人のモンゴル人の内科医は、肉とお酒しか口にしませんでした。

「肉は俺の石炭、酒はガソリンだ！」と豪語していましたが、彼はなんと102歳まで元気に生きました。

私が自分の養生法を確立するのに大きな影響を受けた、江戸時代の儒学者・貝原益軒は「**好きなものは、あなたの体、あなたのいのちが要求しているのだから食べてもよい**」と述べています。

私はもう早くからそれに納得して、自分の好きなものを食べるという方針でやっています。

「好きなものを少量いただく」これが私の食生活

特に自慢できるものでもないのですが、**現在の私の食生活**を紹介しましょう。

まず朝はほとんど食べません。**ココアと昆布茶を1杯ずつ飲む**程度です。

たまに前日の炊き込みご飯の残りがあるときは、少しいただくこともあります。

昼はいろいろです。川越の病院では食堂で患者さんと同じものをいただくし、池袋のクリニック勤務のときは看護師さんが用意してくれたり、外で食べたりです。

外で食べるときはクリニックの向かいの商業ビルにある飲食店が行きつけです。

まずは生ビールを1杯。お昼なのでたくさんは飲めないけれど、昼のビールはおいしいですね。

生ビールにすき焼き、かつ丼、うな丼といった組み合わせが多いです。かつ丼は昔からの大好物ですが、最近はご飯を少なめにしてもらっています。

夜は欠かさず晩酌です。夕方6時、ビールからはじまります。

川越の病院にいるときは、職員食堂の私の指定席につまみが何品か用意してあります。それをいただきながら飲むのが日課です。お酒については後で述べましょう。

つまみは旬のものや私の好物が小鉢でいろいろ出てきますが、**定番は湯豆腐と刺身**。私は豆腐が大好物ですから、湯豆腐は毎日のように食べます。

最近、気に入っているのが、白子ぽんずに白子の天ぷら。塩辛、酒盗、筋子、鱈子もいいですね。塩気が多いことなど気にしません。書いているだけで今晩の晩酌が楽しみになってきました（笑）。

そして締めにご飯を軽く1杯。ほとんど炊き込みご飯です。

「糖質の高いご飯は避けたほうがいい」という意見もありますが、**おいしいご飯を味わいたい**のです。

つまみやご飯を用意してくれるのは、病院の栄養科の科長をしていた安倍さんです。この人はもう定年になってしばらくたつのですが、ありがたいことに私のつまみをつくるためだけに通ってきてくれているのです。

この安倍さんの炊くご飯がまた絶品で、人参ご飯、筍ご飯、栗ご飯と、旬の食材を炊き込んだご飯をあれやこれやつくってくれるのです。これを晩酌の締めにいただくのが何よりの楽しみです。

さきに述べた貝原益軒は、ご飯をおいしく食べる方法についても語っています。「朝夕の食事をするごとに、最初の一椀は吸い物ばかりを食して、副食をとらないようにすると、ご飯の味がよくわかっておいしい」と言うのです。言い得て妙だと思います。

おいしい酒とご飯で1日を締められることに大いに感謝しています。

嫌いなものは無理して食べなくていい

好きなものを少量食べる一方で、**嫌いなものは無理して食べなくていい**というのも、私の大事な食養生です。

どんなに健康によくても、嫌いなもの、苦手なものを無理して食べるのは苦痛でしかないし、それが体にいい作用をするとは思えないのです。


私の苦手といえば、まず生野菜です。

私が育ち盛りの戦中戦後は、生野菜などありませんでした。のちに生野菜が食卓に上るようになったとき、「これはキリギリスの食べ物で、人間の食べ物ではない」と思ったことを覚えています。

以前、オーストラリアのがん患者さんの施設を訪れたことがあります。ここが売り物にしているのは、食事療法と瞑想でした。私を団長に15人ほどが1泊の予定で行きました。

ところが最初の日の昼食に生野菜が出ました。しかも、食器はなくて、ただテーブルの上に葉っぱが重ねて並べてあるのです。これを見た瞬間、私はもうダメだと思い、予定を変更して泊まらずに、その日のうちに退散してしまいました。

そういえば、初めてハワイのホノルルに行ったときも、食事に葉っぱが大盛りになった大皿が出てきました。これでハワイの印象がぐっと悪くなりました（笑）。

そのぐらい生野菜は大の苦手です。

イタリア料理も苦手です。中でもマカロニとスパゲッティは見るのも嫌です。「おいしいですよ。ぜひ食べてみてください」といろんな人から言われますが、嫌いなものは嫌いなのです。

「ローマの休日」で有名なオードリー・ヘプバーンは好きな女優さんですが、スパゲッティが好物だと聞いて、ぞっとしました(笑)。

それから、鶏肉の唐揚げもダメです。

同じ鶏でも、鶏わさは大好物で、気に入った店では2人前を平らげることもあります。同じ鶏肉なのに片や大好物で片や大の苦手。不思議なものです。

飲み物は好きなものを適量

飲み物も食べ物と同じで、好きなものを飲みます。

先に述べたように、朝はココアが定番です。無糖やブラックココアなどではなく、普通のちょっと甘めのココアです。

近年になって**ココアのポリフェノール効果**が注目されていますが、昔から好きだっただけで、特に健康を意識して飲んでいるわけではありません。

意外に思われるかもしれませんが、甘めの飲み物も好きなのです。カルピスやポカリスエットなどがいつも仕事場の冷蔵庫に入っていて、気が向いたときやのどが渇いたときに飲んでいます。近年は「甘い飲み物は糖質が多い」と言って避ける人が多いようですが、私はまったく気にしていません。

流行りといえば、今は「水を飲む健康法」というのがもてはやされているようで、ミネラルウォーターを持ち歩いて飲む人が多いけれど、私は水はめったに飲みません。これも食べ物と同じで、**飲みたくないものを飲む必要はない**と思うからです。

お茶もあまり飲みませんが、唯一、飲むのが唐辛子入りのお茶。

長野の善光寺に「八幡屋礒五郎」という有名な唐辛子店があるのですが、そこが出している「**七味梅茶**」というお茶です。七味がピリッとほどよく利いて、とても気に入っています。唐辛子のカプサイシンは体を温める効果もあるので、健康にもいいと思います。

昆布だしが骨を発達させる

健康という意味では、**カルシウム補給**のために少し前から「**昆布だし**」を飲むようになりました。

先ほど述べたように、朝は昆布茶を飲むのですが、ここで紹介したいのは昆布でだしをとった「だし汁」です。

年をとると、とにかく骨が大事です。

高齢者の場合、転んで骨折して、そのまま寝たきりになってしまうケースは少なくありませんから。

ところがカルシウムを多く含むという小魚、チーズといった食品が、私はあまり好きではありません。

そこで調べてみると、骨の健康には「昆布」がいいというのです。

骨の発達にはカルシウムとともにリンも必要で、カルシウム2に対してリンの割合が1、つまり「2対1」がよいそうです。その**カルシウムとリンが理想的なバランスで含まれるのが昆布**だというのです。

先ほど述べたように、私は毎日のように昆布だしで取った湯豆腐を食べていますから、自分のやっていたことが結果的に骨の健康によいことがわかり、大変うれしく思いました。

そんな話を先ほどのつまみをつくってくれる安倍さんにしたら、この人がまた頭の回転が非常によくて **「それなら今度から先生用の湯豆腐の昆布だしをたっぷり多くつくりましょう。それをウイスキーのチェイサーとして飲んだらどうですか?」** と提案してくれたのです。

それで試しに昆布だしを飲んでみたら、これがまた非常にいい。ただの水を飲むより断然おいしいのです。すっかり気に入ってしまい、それからチェイサーは決まって昆布だしにしています。

昆布だしをはじめてしばらくすると、まわりの人に「先生、髪の毛が黒くなってきたんじゃないですか?」といわれるようになりました。

白髪が多かったのが、黒いものが生えてきたのです。思いがけず、昆布が髪の毛にいいというのが立証できました。

昆布だしには塩分も入っていないし、あたたかくても冷めてもおいしいし、お茶代わりに飲むのもおすすめです。

肉は重要なたんぱく源

中高年こそ肉食を

「先生、肉は食べてもいいんですか？」

「肉はよくないんですよね？」

よくこのように聞かれます。

私が長年たずさわってきたがん治療の現場では、肉類は悪者扱いされています。

その根拠のひとつは、2012年に米国対がん協会が発表したがん予防のためのガイドラインにあります。

そこには「加工肉（ベーコン、ハム、ソーセージなど）や赤肉（牛肉や豚肉など。鶏肉は含まない）の摂取を少なくしましょう」と明記されているのです。

つまり、がんの予防のためには牛肉や豚肉は控えたほうがいいというわけです。

一方で、東京都健康長寿医療センター研究所が今年（2023年）になって、**「健**

康長寿を達成するためには肉類を食べることが重要である」という研究結果を出しました。

高齢者512名を対象にした調査で、**肉類摂取量の多いグループは歩く速度が早いこと**がわかったというのです。歩行速度はフレイルの指標となります（フレイルについては次項で説明しますが、「老化による衰え」のことです）。

このことから「高齢期のフレイル予防の栄養ケアとして肉類が有効である可能性」が示されたというのです。

要するに肉食について、片方は「控えろ」、片方は「積極的に食べろ」と、真逆のことを言っているわけです。

肉食のメリット・デメリット

ここで肉食のメリット・デメリットを考えてみましょう。

まず、**肉はなんといっても良質のたんぱく質の供給源**です。

たんぱく質は魚、乳製品や豆にも含まれますが、やはり効率よく摂取するためには、肉類は欠かせません。

また肉はたんぱく質以外にも**亜鉛や鉄、カリウムなどのミネラル、ビタミン類など**を含んでいます。これらも体をつくるうえで必要な栄養素です。

一方、肉食において問題にされがちなのは、「脂質（脂肪分）」が多いことです。

肉に多く含まれる脂質は「飽和脂肪酸」といいますが、飽和脂肪酸を多く取り過ぎるとコレステロール値が高くなり、動脈硬化の原因となります。

動脈硬化は脳梗塞、心筋梗塞の引き金になるだけでなく、認知症（脳血管性認知症）のリスクを高めてしまうこともわかっています。

食べていいのか、悪いのか

では一体、どうすればいいのでしょうか。肉は食べていいのか、悪いのか。

もともと私は食べ物に対して「**あれはダメ、これはダメ**」**と決めつけない**ようにしています。

だから「がんの予防」よりも「健康長寿」を狙うほうがいいのだと結論づけて、「肉は食べてもいい」としています。

特に高齢者は、肉を食べたほうがいいのです。

高齢者が陥りやすい症状に**サルコペニア、フレイル**というものがあります。

サルコペニアとは、加齢によって筋力が低下したり、筋肉量が減少したりすることをいいます。フレイルは先ほど触れたように老化により心身が衰えた状態で、肉体だけでなく認知症や引きこもりなど、精神的・社会的問題も含みます。

サルコペニア、フレイルになると転倒して骨折し、そのまま寝たきりになってしまったり、要介護になる可能性が高くなります。それでは私の考える「最期の日まで自由に」という理想からはかけ離れてしまいます。

サルコペニア、フレイルを予防するためには「**気の養生**」**で体を動かすことも大事ですが、栄養補給も欠かせません**。特にたんぱく質の補給は大事です。高齢者こそ肉をしっかり摂ってほしいと思います。

私自身も肉が大好きです

肉についてはこんな研究結果があります。

100歳以上の長寿者のたんぱく質の摂取量を調べてみると、平均的な日本人よりも男女ともに総エネルギーに占めるたんぱく質の割合が高く、しかも動物性のたんぱく質の割合が高いことがわかったのです。

「**長寿の人は肉好きの人が多い**」と巷間よくいわれますが、まさにそれを裏づけるデータと言っていいと思います。

私自身もすでに述べたように、**かつ丼、すき焼き、ステーキと、肉は大好物**です。外で食べるときはだいたいこのうちのどれかを注文するので、週に何回かは肉を食べるルーティンになっています。

おいしく食べて、心をときめかせる。それが大事です。肉好きな人は、大いに肉を楽しんでください。

お酒はすばらしい養生

6時からの晩酌が長年の習慣

私の食養生において欠かせないのが、**お酒**です。

私はお酒も養生のひとつというのが持論ですから、毎日欠かすことがありません。養生だから、毎日飲まないと体に悪いのです（笑）。

先ほど述べたように、**6時が私の晩酌のスタート**です。6時にビールの前に座らないと機嫌が悪くなります（笑）。

「それだけ忙しく飛び回って、毎日6時に飲みはじめることができるのですか？」と聞かれますが、6時の晩酌のためにもう必死です。

まず朝は3時半起きです。というのも、病院での仕事のほかに、原稿執筆、出版する本の校正、講演の主催者や取材依頼のやり取りなど、やることがたくさんあるからです。こういうことはいわば個人的な仕事ですから、病院の勤務時間外にこなさなければいけない。というより、勤務中に原稿を書いている余裕などありません。だからいきおい、朝が早くなってしまうわけです。

朝の仕事を済ませた後は、回診や外来、気功教室（養生塾）など、息つく間もないほど忙しく立ち働きます。

こうして1日汗水流して働いた後の6時の晩酌は格別です。まずは**ビールを1杯グイッとやる**。この瞬間が生きがいです。

ビールのあとはウイスキーをダブルで2〜3杯。私の生命が大いに躍動し、いのちのエネルギーがグッと高まります。

これに加えて週末は朝も昼もビールです。「あぁ、おいしいなぁ……」と思いつつひと息つける。これが最高なのです。

講演があるときも、主催者が気を利かせてお昼に生ビールをつけてくれることがあります。飲み過ぎはいけませんが、1杯ぐらいやると口も滑らかになってちょうどいいのです。

こんな調子ですから、休肝日はありません。適量を飲むなら休肝日はいらないというのが私の考えです。365日飲みます。

アルコールが肝臓に悪いからといって、飲まないという選択はしません。肝臓の数値も決してよくはありませんが、お酒を飲んでいるときは忘れています。

数値にとらわれてクヨクヨ生きるよりは、生き生きとときめいて生きたほうが健康だと私は信じています。

健康にいい酒の飲み方

「酒は天の美禄なり」

これも前述・貝原益軒の「養生訓」の言葉です。

「酒は天から与えられた手厚い俸禄《ほうろく》」だというのです。俸禄とは、職務に対する報酬で、米または銭を意味します。

もともとは「漢書《かんじょ》」＊に書かれた言葉だといいます。それをわざわざ引用してきた益軒先生は私と同様に、相当な酒好きだと思われます。

しかし、益軒は飲み過ぎについては厳しく戒めています。つまり「**酒にはそれぞれの適量があり、少量を飲めば益が多いが、飲み過ぎは損が多い**」と言っているのです。

私も若いころは無茶な飲み方をしたこともありましたが、今はだいたい量が決まっていて、それ以上は飲みません。二日酔いもまったくありません。

もちろん飲まない人に無理にすすめるものではありませんが、好きな人は大いに飲んで、いのちのエネルギーを高めましょう。

＊前漢の歴史を記した紀伝体の書。

今日が最後の晩酌だと思って飲む

私は晩酌をするときは「**これが最後の晩餐だ**」と思って飲みます。

「そんな大層なことを考えて飲むのですか？」と思われるかもしれませんが、これが実にいい。私にとっての大きな幸せなのです。

「これが最後」と覚悟を決めて酒を飲むと、**格別の喜びとときめきがわき上がり、酒がますますうまく感じられる**のです。

そして本当にうまいと思って酒を飲むと、いのちのエネルギーが高まり、体外にあふれ出てきます。

しかもよい飲み相手と一緒なら、お互いの生命が触発し合って、エネルギーはますます高まります。そのエネルギーは天に上っていく感じがします。

酒こそは私の人生に欠かせない、すばらしい養生です。

第5章

「ときめき」こそが生涯現役のパワーの源

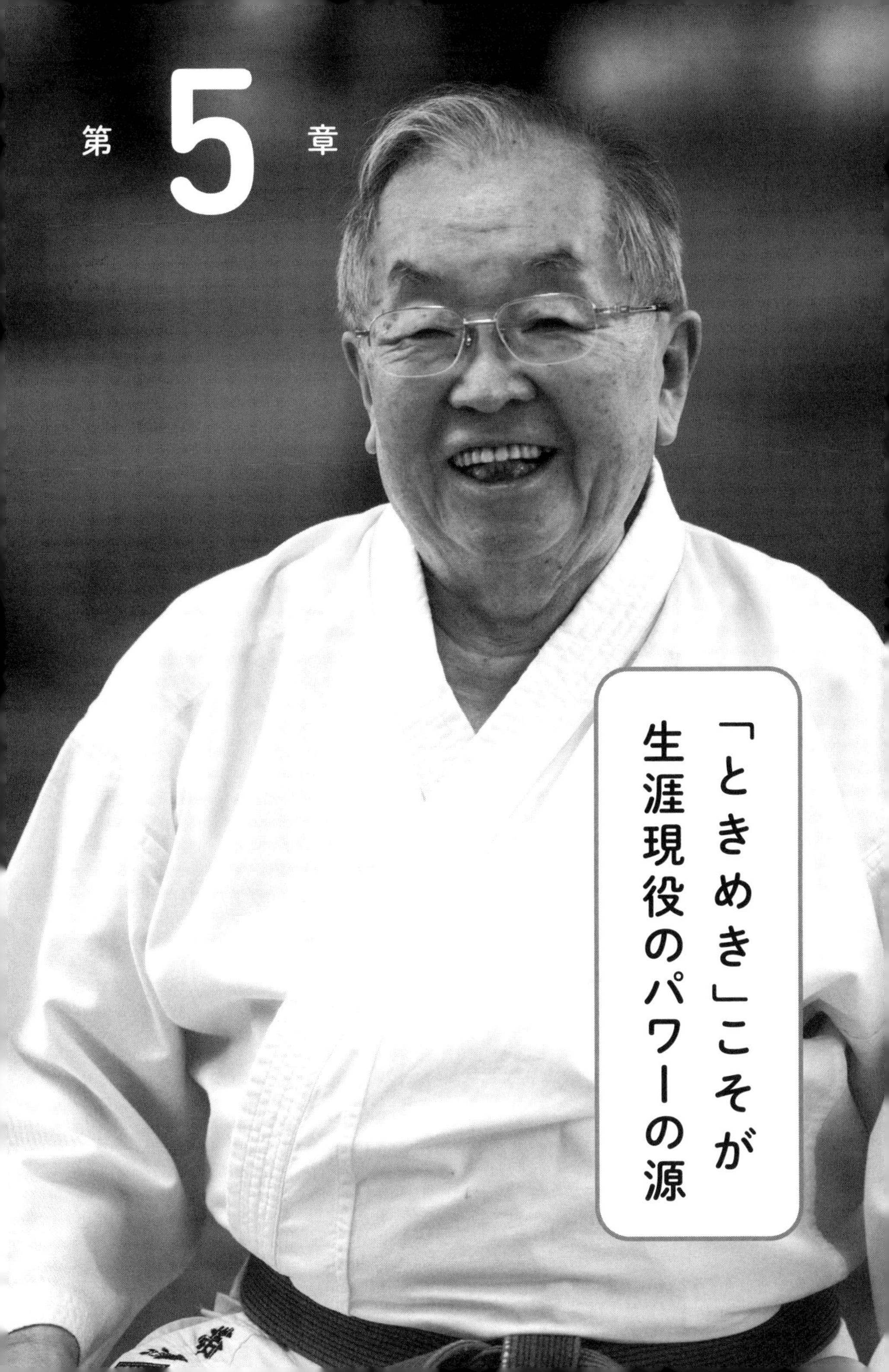

ときめきこそが「いのちのエネルギー」を高めてくれる

養生には「ときめく心」が欠かせない

すでに述べてきたように、私の養生に欠かせないキーワードが「**ときめき**」です。ときめきこそが、いのちのエネルギーを高めてくれるものです。

60年間、がん患者さんと接してきてわかったことは、**免疫力・自然治癒力を高める最大の原動力となるものは「ときめき」でしかありえない**ということです。

ときめきといっても大仰なものである必要はなく、**ささいなこと**でいいのです。日常生活の中に、ときめきのチャンスはいくつでも転がっています。それを逃がさないでほしいのです。患者さんにもよく「ときめきのチャンスを逃がさないでくださいよ」と言っています。

かつ丼が好きな人なら、かつ丼を食べることでもいいのです。

異性を見てときめく人もいるかもしれません。

よい本や言葉に触れて発憤するのもよいでしょう。

ときめきは若い人のものだけではありません。**いくつになっても感じることができるものです。**

日常生活の中にある、素直に喜ぶという気持ち、ドキドキワクワクする気持ちを逃さず大事にすることです。

「人は本来、哀しい存在である」と決めると生きる力が湧いてくる

「ときめいていのちのエネルギーを高める」というと、「明るく、前向きに生きる」というイメージが思い浮かぶかもしれません。でも、**必ずしも前向きである必要はありません。**

私もかつては、人間は明るく前向きなのがいいと思っていました。

自分の病院を開院したときには、患者さんを明るく前向きにする心理療法チームを立ち上げたりもしました。

しかしあるとき、気づかされました。

明るく前向きな人の経過がいいのではなく、経過がいいから明るく前向きになれ

るのです。経過が思わしくなければ、奈落の底に落ちてしまい、そこから立ち直れなくなる人が多いのです。当たり前のことです。

そもそも「明るく前向きな気持ちを常に持ち続ける」ということ自体、患者さんにとって大きなストレスとなります。

そこで私が思ったのは、**人間は本来、明るく前向きにはできておらず、哀しくて寂しい存在**なのだということです。

人は元気な状態であっても、哀しみや不安が襲ってくるものです。ましてや病気、重病ともなれば、なおさらでしょう。

しかしひとたび「人間は本来、哀しく寂しい存在である」という考え方に立てば、**一種の安心感**が生まれます。そうなると不思議なもので、**めったなことで慌てふためくことがなくなる**のです。そして次の段階では、**日々のちょっとした出来事にもときめきを感じるようになる**のです。

日常生活の中でときめきという希望の種をまき続けていくと、心は自然と明るく前向きになっていくものです。この前向きは哀しみや寂しさから出発していますから、たとえ壁にぶつかってもいつまでも落ち込むことはありません。

哀しみ→希望→ときめき→明るく前向き→哀しみ→希望→ときめき→明るく前向き……。

この循環を繰り返す中で、「死後の世界」に向かって、いのちのエネルギーは高まっていくのです。

87歳、私のときめきとは？

では**87歳になった私が、日々どんなことにときめいているか、**並べてみましょう。

まず早朝、誰もいない道場でひとりで太極拳を舞っているとき、それから長くても短くても依頼された原稿を書き上げたときはときめきを感じる瞬間です。

仕事中は、患者さんが、診察が終わった後、非常に満足してくれて「先生のところに来ると本当に元気が出るわ」などと言ってくれるとき、あるいは患者さんに「お大事に」と声をかけると、出口のほうに向きかけていた患者さんが振り向いて、「先生もお大事に」と返してくれる瞬間、そんなときにときめきを感じます。

それからもちろん夜の晩酌こそは大いにときめきを感じ、いのちのエネルギーが上昇する瞬間です。

好物のすき焼きやかつ丼を前にしたとき、講演の前の1杯の生ビール、のれんをくぐり、行きつけの店に入るときも、大きなときめきを感じます。

ときめきこそは私のいのちの源です。

異性にときめく心も大事

ときめきで思い出すのが、今は亡き**「伊那谷の老子」こと、加島祥造さん**です。

英文学者であった加島さんは晩年、長野県の伊那谷に住み、老子に関する著作を送り出す一方、ご本人も自然と一体化した「あるがまま」の生活をされていました。

加島さんとは何度か対談をさせていただき、大いに感銘を受けたものです。

対談の最中、どんなときにときめきを感じるかという話になりました。

すると加島さんは「ときめき？　そいつはなんといっても女だよ！」と言い切るのです。

加島さんは確かに女性にモテるのです。90歳を過ぎても、必ずかたわらには若く美しい女性が寄り添っていました。うらやましい限りでした。

90歳を過ぎても、みずみずしい心を持ち続けたからこそ、連れ添う女性と深い愛情で結ばれていたのだと思います。

加島さんはまさに達人の域ですが、そこまでいかなくても、シニア世代になっても異性との付き合いは重要だと思うのです。

私がモテるようになった理由

私事で恐縮ですが、私の場合、60歳を過ぎてからなぜか女性にモテるようになりました。

なぜかはわかりません。以前、対談した筒井康隆さん（当時76歳）も「今が一番モテる」と話していましたから、それほど不思議なことではないのかもしれません。

私は若いころ、恋愛関係はからきし苦手で、女性とも縁が遠かったのですが、モテるようになるとゲンキンなもので、急に女性が好きになりました（笑）。

とはいえ私は加島さんのように、はるか年下の女性とお付き合いするなどという域にはとても到達できません。また一線を越えるといろいろなストレスも生まれます。

私の場合、**憎からず思っている女性とたわいのない話をしながら酒を酌み交わし、ほろ酔い加減でハグをして別れるくらい**がせいぜい。それが最大のときめきです。

ただし、ハグをするときには、自分からでなく、相手が来るのを一瞬、待たなければいけません。それでないと、セクハラになってしまいます。

ハグで満足できるというのも年の功でしょうか。

人生の幸せは後半にあり

「老境」を大いに楽しもう

本書にもたびたび登場している**貝原益軒**は、85歳（数え年）まで生きました。江戸時代としては大変な長生きであったろうと思います。

それも晩年の活動がまたすばらしい。酒をこよなく愛し、22歳も若い愛妻と添いとげ、晩年になって200冊もの著作を書き上げたというのです。

次は「養生訓」の益軒の言葉です。

「老後一日も楽しまずして、空しく過ごすはおしむべし。老後の一日、千金にあた

るべし」（老後は日々を楽しまずにむなしく過ごすのはもったいない。老後の1日は値千金の価値がある）

「年老ては、わが心の楽の外、万端、心にさしはさむべからず。時にしたがひ、自（ら）楽しむべし。自（ら）楽しむは世俗の楽に非ず。只、心にもとよりある楽を楽しみ、胸中に一物一事のわづらひなく、天地四時、山川の好景、草木の欣栄、是又、楽しむべし」（年をとったら、わが心の楽しみ以外のことは考えてはいけない。わが心の楽しみとは世俗的な楽しみとは違い、心にもともと持っている「楽」を楽しむことである。胸中に一切の煩いなく、天地と春夏秋冬、山川の風景、草木の成長を楽しむべきである）

益軒は「**幸福は人生の後半にある**」という考えの持ち主で、「**年老いたら、自分の本来の心の楽しみだけに専心せよ**」と述べ、自らも老境を十分に楽しんだのです。

私は現役の医者として日々仕事に追われ、「老境を楽しむ」という余裕は未だありませんが、年を追うごとに「**老境のすばらしさ**」を感じるようになってきたのは間違いありません。

60代になったころ、「なんといい時代だろう。60代こそ、人生の華だ」と思いました。

ところが、70代になってみると、これもまたいいものなのです。

そして、80代になってみたらますますいいのです。

この年齢になっても知力、体力ともに衰えず、酒量も落ちない。仕事も思い通りこなせて、女性にもモテる（自己満足に過ぎませんが……）。

87歳、私は今がこの世の春です。

老化は一種の完成

とはいえ、人生の後半は老化が襲ってくる年代でもあります。

この老化といかに付き合うかが、「人生の幸せは後半にあり」と言い切れるかどうかの分かれ目となります。

それは老化に無理に抵抗するという意味ではありません。

老化とは自然の摂理です。

「摂理」とは、神が人の利益をおもんぱかって、「世の中すべてを導き治める」ということだそうです。つまりそこには神が人間を思う優しさが満ちているのです。

ならば、**老化に身をまかせながら、「よりよく老いる」**という気持ちが大事です。

「吾《われ》十有五にして学に志す。三十にして立つ。四十にして惑わず。五十にして天命を知る。六十にして耳順《みみしたが》う。七十にして心の欲する所に従えども矩《のり》を踰《こ》えず」という論語の言葉は、みなさんもご存知かと思います。

孔子は15歳で学びはじめ、30歳で独り立ちをし、40歳で迷わなくなり、50歳で天命を知り、60歳で人の言うことも素直に理解できるようになり、70歳になると思うままに行動をしても道を踏み外すことがなくなったというのです。

臨床心理学者の河合隼雄さんは「この孔子の言葉は、老いることを衰退とせず、一種の完成として述べているところに大きい意義がある」と述べています。

「老いは完成」なのです。すばらしい解釈だと思います。

池田晶子さんが問いかけたナイス・エイジング

『帰ってきたソクラテス』『14歳からの哲学』などの著作で知られる哲学者の池田

晶子さん。46歳という若さで他界されており、残念ながら生前にお会いできなかったのですが、私は池田さんの大ファンを自認しています。

その池田さんがエイジングについてこう書かれています。

「アンチエイジング（抗老化）が盛んです。（中略）年をとるということはなぜ、さほどにまで疎まれ、避けられるべきこととされているのでしょうか」（『死とは何か』毎日新聞出版）

「それなら人は、いつまでも美しく壮健であることによって、いったい何を望んでいるのか。アンチエイジングが、このことによって望んでいることとはじつは何なのか」（同）

そして、おそらくそれは「肉体の快楽」だと語り、「私は、そのような人生を、空しいものだと感じます」と言い切るのです。

さすがです。人生とは一体なんなのかということをしっかりとらえていないと、年をとることがいたずらに怖くなるのです。

さらに池田さんは、こういうことも言っています。

「人生はそれ自体が、常に初めての経験なんですよ。だとしたら、ここで、老いることばかりが否定的に捉えられるのは変だと思いませんか。初めての経験として青春にワクワクしたように、初めての経験としての老いることに、なぜワクワクしないのか」（『人生のほんとう』トランスビュー）

まさに私のいう「ときめき」と同意です。**老いることにときめきを感じる。**これぞエイジングの神髄だと思います。

「老い」には楽しく抵抗する

老化は一種の完成、老いることにときめきを……といっても、老化をそのまま受け入れるというだけではありません。

ときには楽しく抵抗してみることも大事です。

決して無理をするのではなく、「楽しく」というのがコツです。

食生活にちょっと健康にいいものを取り入れてみたり、毎日少しでいいので体を動かすといったことでいいのです。

私の場合はそれが呼吸法であり、気功であり、食養生です。

毎朝の気功や太極拳で下半身が丈夫になっているという実感がありますし、昆布だしの常飲も、骨を脆弱化させる老化への抵抗につながるかもしれないと思うと、うれしくなります。

私はやっていませんが、ボケ防止のために新しい勉強をはじめるなんていうのは、人生に彩りを加えるものではないでしょうか。

「**老化と死とをそれとして認め、受け容れたうえで、楽しく抵抗しながら、自分なりの養生を果たしていき、生と死の統合を目指す**」

これが私の最近の心境です。

この本のまとめ

老境をときめいて楽しむための帯津式「ゆる養生11か条」

本書も最後となりました。

ここで「老境をときめいて楽しむための養生」を11か条にまとめておきたいと思います。

今まで述べてきたことも含みますが、すべて私が日々、実行していることです。

よりよい老境を楽しむために、みなさんの参考になれば幸いです。

その1 忙しく立ち働く

私は仕事が好きです。忙しく立ち働くことは、足腰の鍛錬にもなるし、ボケ防止にもつながります。

また、働くことで経済的な自由を得ることもできます。

その2 心から「おいしい」と思うものを少量食べる

第4章で述べましたが、心からおいしいものをときめいて食べることは一番の栄養になります。

私もビールとともにいただくすき焼きやかつ丼、シングルモルト・ウイスキーで口を湿らせながら食べる桜餅やわらび餅など、好物がたくさんあります。

いずれも栄養学の見地から考えると、あまり健康的とはいえないかもしれませんが、やはり喜びが大事です。

その3 晩酌を楽しむ

また酒かと言われそうですが、やはり私の養生に酒は欠かせません。

お酒は養生なのですから、酒好きであれば毎日適量を飲まないといけません。

その4 呼吸法を行う

これもいのちのエネルギーの補給には欠かせません。

1日に1分でもいいので、呼吸法を行いましょう。

その5 気功をたしなむ

呼吸法と気功、この2つが生命に働きかけて、心を躍動させることは間違いありません。

本書で紹介したものの中から、何か1つでも構いません。

自分に合ったものを楽しみながら続けましょう。

その6　色気を忘れない

何歳になっても異性に関心を持ち続け、大いにときめきを持ちましょう。

色気のある人はいくつになっても魅力的です。

その7　下半身の筋力を保つ

下半身が衰えると、健康長寿に大きくマイナスになります。

何歳になっても自分の足で歩いて、フラリとなじみの居酒屋ののれんをくぐる自由を持ち続けたいものです。

そのためにはこまめに動いて下半身の筋肉に負荷をかけることが大事です。その意味でも気功は最適です。

日常生活においても、できるだけ歩くことも心がけてください。私は病院でもエレベーターは使わず階段を使うようにしています。

また、筋力をつけるためには肉などの良質なたんぱく質を摂ることも大事です。

その8　骨の健康を保つ

前項にも関連しますが、老齢になると転倒・骨折しやすくなります。転んで骨折し、そのまま寝たきりになる人も少なくありません。

骨を丈夫にするためにはカルシウムの摂取が大事です。チーズや小魚などはカルシウムが豊富な食材です。これらがあまり好きでない人は、第4章で述べている「昆布のだし汁」をおすすめします。

その9 生きる哀しみをかみしめる

人間は本来、哀しく寂しい存在であると心に命じましょう。そこからときめき、生きる希望が湧き上がってきます。

その10 老化には楽しく抵抗する

老化は一種の完成ではありますが、ただ老いに身をまかせるのではなく、楽しく抵抗することも大事です。

運動をする、食養生をする、ボケないように頭を働かせるなど、できる範囲で楽しく工夫をしましょう。

その11 いい場に身を置く

いのちのエネルギーに満ちあふれた人たちとの交流を保つことで、エネルギーが相互に上昇していきます。

「この人いいな」と思ったら、始終付き合うことです。いい人から気をもらうのです。

その場合、自分もまたいいエネルギーを相手に与えることができるよう努力しましょう。

また環境としては「いい場」、つまり大自然から気をもらうことです。

私の「いい場」は先に述べたモンゴルです。モンゴルの草原に虚空を感じ、虚空のエネルギーを浴びることができる気がして定期的に訪れています。

おわりに

「虚空」に帰るその日まで、いのちのエネルギーを高め続ける

私が考える「いのちのエネルギーを高め続ける養生」の背景には、「死後の世界」へのときめきがあります。

「死ぬことにときめくとはどういうことか?」と不思議に思われるかもしれません。私は死後の世界の存在を確信しています。

だからこそ、死への世界の旅立ちは私にとって最大のときめきなのです。

62ページでも少し触れましたが、仏教用語に「虚空」という言葉があります。

150億年前にビッグバンが起こって宇宙が生まれました。このビッグバンは「虚空」の中で生まれたとされています。

「虚空」は何もないという意味です。何もないけれども宇宙を生み出すほどの偉大

な力を持ち、すべてのいのちの源とされるのです。

つまり私たちの生命の源は「虚空」にあり、150億年のビッグバン以来、私たちの魂はずっと旅を続けてきたのです。


人はこの虚空から来て、ふたたび虚空に帰ると私は考えています。

しかし長い旅の間、いのちのエネルギーはだんだん消耗していきます。そこで地球という、いわば道場のような場が与えられているのだと私は考えます。

途中駅である地球でいったん下車して、いのちのエネルギーを高め、そして十分なエネルギーが補塡できたら、ふたたび虚空に帰っていく。

であるからこそ、私たちはこの地球で生きている間にいのちのエネルギーを高め続けなければいけないのです。

死は決して終わりではなく、新たな世界への旅立ちなのです。


私は死ぬことが楽しみでたまりません。

あちらの世界では親友や恩師、女房、なつかしい面々が待っています。このトシになるとあちらもずいぶんにぎやかになっていますから、ますます楽しみが膨らみます。

死後の世界を楽しみに、日々いのちのエネルギーを高め続けて生き、その日が来たら大いに希望を抱きながらあの世に旅立ちたいのです。

死ぬのだから体力も気力もないだろうと思われるかもしれませんが、たとえ病気で体が傷ついていたとしても、いのちのエネルギーを高めることは可能です。

死の直前までエネルギーを高め続け、最大になったところで一気呵成にあちらの世に飛び込む。

先に行っている人たちが「今のは何だ？　帯津か！」と驚くような勢いのいい死に方をしたいのです（笑）。

そのためにも、日々の養生にいそしんでいるのです。

みなさんにもぜひ、日々の養生で、いのちを輝かせていただきたいと思います。

帯津良一

２０２３年10月

1日《にち》1分《ぷん》からはじめる
65歳《さい》からのらくらく呼吸法《こきゅうほう》&気功《きこう》

2023年11月29日　初版第1刷

著　者——————帯《おび》津《つ》良一《りょういち》
発行者——————松島一樹
発行所——————現代書林
〒162-0053　東京都新宿区原町3-61　桂ビル
TEL／代表　03 (3205) 8384
振替00140-7-42905
http://www.gendaishorin.co.jp/

デザイン——————岩永香穂（MOAI）
イラスト——————坂木浩子

印刷・製本　㈱シナノパブリッシングプレス
乱丁・落丁本はお取り替えいたします。

定価はカバーに
表示してあります。

本書の無断複写は著作権法上での例外を除き禁じられています。購入者以外の第三者による本書のいかなる電子複製も一切認められておりません。

ISBN978-4-7745-1991-3　C0047